Indranil Acharyya Chaudhuri
Shibani Datta

Investigação sobre diabetes: Alguns factos e números

Indranil Acharyya Chaudhuri
Shibani Datta

Investigação sobre diabetes: Alguns factos e números

ScienciaScripts

Imprint

Cover image: www.ingimage.com

This book is a translation from the original published under ISBN 978-620-2-30908-0.

Publisher:
Sciencia Scripts
is a trademark of
Dodo Books Indian Ocean Ltd. and OmniScriptum S.R.L publishing group

120 High Road, East Finchley, London, N2 9ED, United Kingdom
Str. Armeneasca 28/1, office 1, Chisinau MD-2012, Republic of Moldova, Europe
Printed at: see last page
ISBN: 978-620-8-28918-8

Abreviaturas

1. Ref = Reference
2. WHO = World Health Organization
3. NCD = Non-communicable Diseases
4. AIIH & PH = All India Institute of Hygiene and Public Health
5. DM = Diabetes mellitus
6. GDM = Gestational Diabetes mellitus
7. IGT = Impaired glucose tolerance
8. IFG = Impaired fasting glucose
9. BMI = Body Mass Index
10. WHR =Waist: Hip Ratio
11. HDL = High density lipoprotein
12. LDL = Low density lipoprotein
13. IEC = Information, Education, Counseling
14. FGD = Focus group discussion
15. OGTT= Oral glucose tolerance test
16. IDDM=Insulin dependent Diabetes mellitus
17. NIDDM=Non- Insulin dependent Diabetes mellitus
18. BP = Blood pressure
19. SC = Scheduled caste
20. ST = Scheduled tribe
21. OBC= Oppressed and Backward classes
22. S.D.= Standard deviation
23. UHC= Urban Health Centre

Índice

CAPÍTULO 1

Introdução

Antecedentes

A diabetes mellitus é uma doença iceberg. É um dos maiores desafios e ameaças deste século, que será enfrentado por toda a raça humana num futuro próximo. Atualmente, é vista como um grupo heterogéneo de doenças. Trata-se de uma doença de longa duração com manifestações clínicas e progressão variáveis. A hiperglicemia crónica conduz a uma série de complicações - cardiovasculares, renais, neurológicas, oculares e infecções intercorrentes. Impõe uma grande carga de morbilidade e custos médicos associados às pessoas afectadas e às suas famílias e, consequentemente, à comunidade.

A diabetes mellitus é uma doença multissistémica que representa um importante desafio de saúde pública para a humanidade durante a rápida transição socioeconómica e epidemiológica. É um assassino silencioso do século.

É um dos factores de risco mais importantes para doenças cardiovasculares, renais, oftálmicas e outras, que são responsáveis por incapacidade e mesmo morte.

[st]A diabetes mellitus é a epidemia emergente do mundo do século XXI. Afecta tanto os países desenvolvidos como os países em desenvolvimento do mundo. Representa um pesado encargo financeiro tanto para os ricos como para os pobres do mundo.

A diabetes mellitus causa danos silenciosos mas irreversíveis em diferentes sistemas de órgãos se não for detectada precocemente e tratada adequadamente - por exemplo, olhos e rins. Também predispõe o indivíduo afetado a várias outras comorbilidades e infecções, ao enfraquecer o sistema imunitário. Aumenta a probabilidade de doenças cardiovasculares com uma progressão muito rápida .[32]

A diabetes mellitus foi definida como glicemia de jejum-126 mg/dl (7,0 mmol/L) e glicemia pós-prandial-200 mg/dl (11,1 mmol/L) .[4,5]

A diabetes é definida como tendo um valor de glucose plasmática em jejum $\geq$7,0 mmol/L (126 mg/dl) ou estar a tomar medicação para a glucose sanguínea elevada .[32]

A tolerância à glucose diminuída e a glicemia de jejum diminuída são categorias de risco para o desenvolvimento futuro de diabetes e de doenças cardiovasculares. Em alguns grupos etários, as pessoas com diabetes têm um risco duas vezes maior de sofrer um acidente vascular cerebral. A diabetes é a principal causa de insuficiência renal em muitas populações, tanto nos países desenvolvidos como nos países em desenvolvimento. As amputações dos membros inferiores são, pelo menos, 10 vezes mais comuns em pessoas com diabetes do que em indivíduos não diabéticos nos países desenvolvidos; mais de metade de todas as amputações não traumáticas dos membros inferiores são devidas à diabetes. A diabetes é uma das principais causas de deficiência visual e cegueira nos países desenvolvidos. As pessoas com diabetes requerem, pelo menos, duas a três vezes mais recursos de cuidados de saúde do que as pessoas que não têm diabetes, e os cuidados com a diabetes podem representar até 15% dos orçamentos nacionais de cuidados de saúde. Além disso, o risco de tuberculose é três vezes maior entre as pessoas com diabetes .[32]

A prevalência aparente da hiperglicemia depende dos critérios de diagnóstico utilizados nos inquéritos epidemiológicos. A prevalência global da diabetes em 2008 foi estimada em 10% nos adultos com mais de 25 anos. A prevalência da diabetes era mais elevada na região do Mediterrâneo Oriental e na região das Américas (11% para ambos os sexos) e mais baixa nas regiões da OMS da Europa e do Pacífico Ocidental (9% para ambos os sexos). A magnitude da diabetes e de outras anomalias da tolerância à glucose é consideravelmente mais elevada do que as estimativas acima referidas se forem também incluídas as categorias de "jejum diminuído" e "tolerância à glucose diminuída". A prevalência estimada da diabetes foi relativamente consistente em todos os grupos de países com rendimentos. Os países de baixo rendimento registaram a prevalência mais baixa (8% para ambos os sexos) e os países de rendimento médio-alto registaram a mais elevada (10% para ambos os sexos) .[32]

Mundo:

Atualmente, estima-se que o número de casos de diabetes mellitus em todo o mundo seja de cerca de 171 000 000. Prevê-se que este número seja de 366 000 000 em 2030 .[3]

O maior número de casos está previsto na China e na Índia. [st]Os países do Sudeste Asiático tornar-se-ão a região mais afetada do mundo e suportarão o maior fardo global da doença nas primeiras décadas do século XXI. Os principais factores determinantes do aumento previsto do número de diabéticos nestes países são: o crescimento da população, a estrutura etária e a urbanização.

Índia:

A população da Índia tem uma maior suscetibilidade à diabetes mellitus. A prevalência da doença nos adultos foi de 2,4% nas zonas rurais e de 4,0-11,6% nos habitantes das zonas urbanas. Num estudo, a diabetes mellitus foi registada em 11,2% (IC 95% 6,8-16,9) dos homens e 9,9% (IC 95% 7,0-13,5) das mulheres, sendo a prevalência global de 10,3% (IC 95% 7,8-13,2) .[1]

Em 1994, Wander GS comunicou uma prevalência de 5% de diabetes (critérios: glicemia venosa aleatória >180 mg/dl ou antecedentes) numa população rural de Ludhiana, Punjab. Além disso, Gupta R de Jaipur, através de três estudos epidemiológicos efectuados em 1994, 2001 e 2003, demonstrou taxas de tendência crescente de diabetes (critérios: FBS> 126MG/dl ou história) 1%, 13% e 18% respetivamente entre os homens e 1%, 11% e 14% respetivamente entre as mulheres.

A prevalência padronizada por idade da diabetes tipo 2 foi de 12,1 por cento no estudo The National Urban Diabetes Survey (NUDS), que foi um estudo de base populacional realizado em seis cidades metropolitanas da Índia. A prevalência na parte sul da Índia foi mais elevada

- 13,5 por cento em Chennai, 12,4 por cento em Bangalore e 16,6 por cento em Hyderabad; em comparação com o leste da Índia (Calcutá), 11,7 por cento; norte da Índia (Nova Deli), 11,6 por cento;

Num inquérito nacional sobre a diabetes realizado em seis grandes cidades da Índia no ano 2000, foi demonstrado que a prevalência da diabetes em adultos urbanos era de 12,1% .[34]

Num estudo, verificou-se que a prevalência bruta de diabetes na população estudada foi de 12,0%, enquanto a taxa de prevalência padronizada para a idade foi de 9,3% .[35]

Num estudo, verificou-se que a prevalência da diabetes na população estudada era de 8,1%, sendo mais elevada nas mulheres (9,8%) do que nos homens (6,1%) .[36]

Na Índia, o número total de doentes com diabetes era de 31 705 000 em 2000 e o número projetado de doentes com diabetes é de 79 441 000 em 2030.

Justificação do estudo:

A diabetes mellitus é a epidemia emergente deste século. Entre os países da SEAR, a Índia terá de suportar o fardo de 79 441 000 doentes com diabetes em 2030[3] . A prevalência está a aumentar tanto nas zonas rurais como urbanas do país. Existem vários estudos sobre a prevalência da diabetes mellitus entre a população dos bairros de lata de Calcutá. Apesar disso, este estudo foi efectuado entre a população dos bairros degradados de Chetla (Ward No.82), que se situa na área de serviço de campo do All India Institute of Hygiene and Public Health, em Calcutá, como parte do currículo de MPH (Epidemiologia), sessão: 2010-12, uma vez que a diabetes mellitus é atualmente um dos mais importantes problemas de saúde pública.

Objetivo:

1. Estimar a prevalência de diabetes mellitus entre adultos$\geq$35 anos moradores de favelas deKolkata (população de favelas urbanas de Chetla).

2. Determinar a associação dos factores de risco biossociais com a diabetes mellitus na população estudada.

3 Avaliar o conhecimento sobre a diabetes mellitus entre a população em estudo.

CAPÍTULO 2

Revisões da literatura

Prevalência de Diabetes mellitus:

1. (1) No estudo Survey of Diabetes, Hypertension and Chronic Disease Risk Factors,2007[12] , que foi um estudo transversal e descritivo , com uma amostragem estratificada em vários estágios, em 1397 indivíduos com mais de 19 anos de idade e realizado no município de Villa Nueva, departamento de Guatemala. os achados foram - no geral, 8% dos participantes apresentaram diabetes mellitus (inclui indivíduos previamente diagnosticados, com glicemia de jejum igual ou superior a 126 mg·dL ou com 2h-OGTT igual ou superior a 200 mg^dL,); a prevalência de diabetes encontrada foi semelhante à taxa relatada na Cidade do México (8.7%) e maior que as taxas encontradas em outras cidades da América Latina, como La Paz, Bolívia (5,7%); Santiago, Chile (6,5%); Bogotá, Colômbia (7,4%); e Assunção, Paraguai (6,5%).

(2) No estudo "Survey of Diabetes, Hypertension and Chronic Disease Risk Factors Summary of Major Findings" (Inquérito sobre a diabetes, a hipertensão e os factores de risco de doenças crónicas - Resumo das principais conclusões), 2009[13] , que consistiu num inquérito transversal aos agregados familiares, com uma amostragem aleatória por grupos estratificada em várias fases, com um total de 2 439 pessoas com 20 ou mais anos de idade que foram entrevistadas, tendo sido recolhidas amostras de sangue completas de 1 629 pessoas, as conclusões foram as seguintes 8,3% dos homens tinham diabetes 17,6% das mulheres tinham diabetes.

2. (1) No estudo Current Status of Diabetes in India and Need for Novel Therapeutic Agents (Situação atual da diabetes na Índia e necessidade de novos agentes terapêuticos)[14] , Ramachandran et al referem que a prevalência normalizada por idade da diabetes e da tolerância à glicose diminuída (IGT) na Índia urbana em 2000 era de 12,1% e 14,0%, respetivamente, sem diferença entre os sexos.

(2) No estudo Rising prevalence of NIDDM in an urban population in India[19] , que foi um estudo transversal realizado em 1994-1995 com um total de 2183 indivíduos, 1081 homens e 1102 mulheres, com uma idade média de 40 ± 12 anos, 5 anos mais tarde, na mesma zona urbana que um inquérito realizado em 1988-1989, na cidade de Madras, no sul da Índia, os resultados foram os seguintes: a prevalência da diabetes padronizada pela idade aumentou de 8,2% em 1989 para 11,6% e a IGT foi de 9,1%, semelhante a 8,7% em 1989.

Factores de risco e diabetes mellitus:

(1) Consumo de tabaco:

1. No estudo Cigarette smoking and diabetes mellitus: evidence of a positive association from a large prospective cohort study[15] que foi um estudo de coorte prospetivo realizado entre 1959 e 1972 pela American Cancer Society, no qual voluntários recrutaram mais de um

milhão de conhecidos em 25 estados dos EUA e, destes mais de um milhão de participantes originais, 275.190 homens e 434.637 mulheres com idade > ou = 30 anos foram selecionados para a análise primária utilizando critérios pré-determinados, os resultados foram os seguintes: - à medida que o tabagismo aumentava, a taxa de diabetes aumentava tanto para homens como para mulheres; entre os que fumavam > ou = 2 maços por dia no início do estudo, os homens tinham uma taxa de diabetes 45% mais elevada do que os homens que nunca tinham fumado; o aumento comparável para as mulheres foi de 74%; deixar de fumar reduziu a taxa de diabetes para a dos não fumadores após 5 anos nas mulheres e após 10 anos nos homens; parecia provável uma relação dose-resposta entre o tabagismo e a incidência de diabetes.

2. No estudo "Smoking cessation and diabetes control in Kerala, India: an urgent need for health education" (Cessação do tabagismo e controlo da diabetes em Kerala, Índia: uma necessidade urgente de educação para a saúde)[16] , as conclusões foram as seguintes: - estudos realizados em várias partes da Índia referiram um aumento constante da prevalência da diabetes, que passou de 2% na década de 1970 para >15% no início da década de 2000; as taxas mais elevadas de prevalência da diabetes verificam-se nos estados do sul da Índia; o estado de Kerala, no sul do país, registou a prevalência mais elevada de diabetes, com 16.2%; vários estudos prospectivos indicaram que o consumo de cigarros é um fator de risco independente e modificável para a diabetes; os fumadores actuais apresentam um risco 2,1 vezes superior de desenvolver diabetes em comparação com os não fumadores num estudo realizado numa população saudável; num estudo prospetivo, 25% dos fumadores desenvolveram diabetes ao fim de 5 anos, em comparação com 14% dos que nunca fumaram; a prevalência do consumo de tabaco na Índia e no estado de Kerala é elevada. Na Índia, 47% dos homens e 14% das mulheres com idade ≥15 anos fumam ou consomem tabaco sem combustão (tabaco de mascar); em Kerala, a prevalência do tabagismo atual entre os homens no grupo etário ≥15 anos foi estimada em 36%, em comparação com 33% no conjunto da Índia; o tabagismo entre as mulheres era baixo na Índia (1,4%) e em Kerala (0,1%).

(2) Alcoolismo/consumo de álcool

1. No estudo The risk for Alcohol abuse, Depression, and Diabetes multimorbidity in the American Indian and Alaska Native population[17] , as conclusões foram - que não existia qualquer associação entre o consumo de álcool e a prevalência ou incidência da diabetes, embora tenham encontrado uma relação entre o consumo de álcool e a hipertensão; no entanto, outros estudos de base populacional tinham constatado de forma consistente que o consumo elevado de álcool aumentava o risco de desenvolver diabetes tipo 2 (Carlsson et al, 2000; Holbrook, Barrett-Connor, & Wingard, 1990; Howard, Arnsten, & Gourevitch, 2004; Kao, Puddey, Boland, Watson, & Brancati, 2001), enquanto que o consumo moderado de álcool não demonstrou aumentar o risco (Kao et al.) e, de facto, pode ter algum valor protetor (Anderson, 2001; Kao et al, Howard et al.); foram observadas diferenças no risco em homens e mulheres (Saremi et al.), com grande parte da investigação anterior a incidir sobre os homens (Carlsson et al., Conigrave et al., 2001; Perreira & Sloan, 2002; Wei, Gibbons,

Mitchell, Kampert, & Blair, 2000); na sua meta-análise do efeito do consumo de álcool na diabetes, Howard et al. concluíram que os indivíduos que consomem 3 ou mais bebidas alcoólicas por dia têm um risco 43% maior de diabetes.

2. No estudo Risk Factors of Diabetes Mellitus in Rural Puducherry[21] , que foi um estudo transversal em duas aldeias de Puducherry, na Índia, com 1403 indivíduos com mais de 25 anos de duas aldeias durante janeiro de 2007 a abril de 2008, as conclusões foram as seguintes: - não houve associação entre o consumo de álcool e a prevalência da diabetes; a literatura mostrou uma associação variada entre o álcool e a diabetes, como uma associação em forma de U, um efeito de proteção linear, um efeito de proteção apenas a um nível baixo de consumo de álcool e um risco acrescido de desenvolvimento de diabetes em níveis crescentes de álcool.

(3) Exercício físico

1. No estudo "Physical activity, body mass index, and diabetes risk in men: a prospective study[22] , um estudo de coorte prospetivo que utilizou modelos de riscos proporcionais de Cox para calcular as razões de risco (HRs) e os intervalos de confiança (ICs) de 95% de diabetes incidente em 20.757 homens sem diabetes na linha de base, a conclusão foi - que os homens activos com IMC normal e com excesso de peso tinham riscos de diabetes mais baixos do que os seus homólogos inactivos, mas não se observou qualquer diferença por atividade semanal nos homens obesos; o IMC elevado é um fator determinante do risco de diabetes, com uma atenuação relativamente modesta por atividade.

2. No estudo "The Indian Diabetes Prevention Programme shows that lifestyle modification and metformin prevent type 2 diabetes in Asian Indian subjects with impaired glucose tolerance" (IDPP-1)[23]), um estudo prospetivo de base comunitária realizado ao longo de 3 anos com 531 indivíduos (421 homens e 110 mulheres) antes de agosto de 2005, concluiu-se que a modificação do estilo de vida, envolvendo uma atividade física moderada, mas consistente, e a modificação da dieta ajudaram a prevenir a diabetes, mesmo nos indianos asiáticos, que apresentavam um risco elevado de desenvolver diabetes.

(4) Obesidade

1. Num estudo sobre a diabetes mellitus e a obesidade[24] , concluiu-se que, apesar de uma predisposição hereditária para desenvolver diabetes ser provavelmente o fator individual mais importante que conduz ao desenvolvimento de diabetes clínica, a obesidade, actuando como um fator diabetogénico, foi provavelmente um fator crítico no aparecimento da diabetes em muitos casos.

2. No estudo Relationship between Generalized and Upper Body Obesity to Insulin Resistance in Asian Indian Men (Relação entre a Obesidade Generalizada e a Obesidade da Parte Superior do Corpo e a Resistência à Insulina em Homens Indianos Asiáticos)[25] , as conclusões foram as seguintes: - um fator que contribui para a resistência à insulina é a obesidade; os indianos asiáticos estão predispostos a desenvolver resistência à insulina, com base nas caraterísticas habituais desta síndrome; Estas incluíam uma prevalência

relativamente elevada de diabetes de tipo 2, uma tendência para a obesidade troncular, uma maior frequência de hiperinsulinemia em jejum e outros indicadores metabólicos de resistência à insulina; isto implicava que a obesidade era um fator que contribuía para a resistência à insulina (aumenta a probabilidade de desenvolver diabetes mellitus) e que a própria obesidade era um fator associado à diabetes mellitus de tipo 2.

(5) Hipertensão

1. No estudo Hypertension in Diabetes Study (HDS): I. Prevalência de hipertensão em doentes diabéticos de tipo 2 recentemente diagnosticados e associação com factores de risco para complicações cardiovasculares e diabéticas[26] , que foi um estudo transversal com doentes diabéticos de tipo 2 recentemente diagnosticados (n = 3648, idade média de 52 anos, 59% homens), os resultados foram os seguintes: - a hipertensão era comum em doentes com diabetes de tipo 2 recentemente diagnosticados e estava associada à obesidade; a associação entre hipertensão e níveis mais elevados de triglicéridos e de insulina pode ser secundária à obesidade nesta população; a associação entre hipertensão e complicações cardiovasculares já era evidente aquando do diagnóstico da diabetes.

2. No estudo Prevalence of Diagnosed and Undiagnosed Diabetes and Hypertension in India-Results from the Screening India's Twin Epidemic (SITE) Study[27] , que foi um estudo observacional, transversal, multicêntrico, não intervencional, realizado na Índia durante 2009-2010, com um total de 15 662 pacientes de 807 centros em oito estados com idade ≥18 anos, não grávidas, os resultados foram - um total de 3 227 (20.6%) dos pacientes do estudo tinham diabetes e hipertensão, com o maior número relatado em Maharashtra (28,8%, n = 531) e dos 7.212 pacientes com hipertensão, a diabetes era coincidente em 3.227 (44,7%) pacientes e dos 5.427 pacientes com diabetes, a hipertensão foi relatada em mais da metade (59,5%) dos pacientes e quase metade dos pacientes hipertensos tinha diabetes, enquanto mais da metade dos pacientes com diabetes tinha hipertensão.

(6) Hipercolesterolemia:

1. No estudo Hypercholesterolemia in undiagnosed non-insulin-dependent diabetes in southern Taiwan[28] , que foi realizado para investigar a prevalência de hipercolesterolemia entre indivíduos com diabetes e intolerância à glicose, de acordo com as diretrizes do National Cholesterol Education Program (Adult Treatment Panel II, ATP II) com 2090 indivíduos (856 homens, 1234 mulheres) com idade igual ou superior a 30 anos do distrito de Sun-Ming da cidade de Kaohsiung, os resultados foram: - a frequência de colesterol total elevado em indivíduos do sexo feminino com tolerância anormal à glucose foi significativamente maior do que naqueles com tolerância normal à glucose (TNG) e apenas os indivíduos do sexo masculino com DMNID não diagnosticada (DMNDU) apresentaram uma taxa de hipercolesterolemia estatisticamente mais elevada do que aqueles com TNG.

2. No estudo High prevalence of type 2 diabetes mellitus and other metabolic disorders in rural Central Kerala[29] , que foi um inquérito transversal realizado entre 1990 adultos

(mulheres: 1149; homens: 841) de dois Panchayat Wards em Venmony Panchayat, Chengannur Taluk, Kerala, Índia em 2007, os resultados foram - que, ajustados para a idade e o sexo, a DM foi significativamente associada a uma história familiar positiva de DM [Odds ratio: 2.81; 95% CI (2.04-3.86)], estatuto socioeconómico elevado [1.43; (1.04-1.95)], obesidade central [3.91; (1.77-8.64)], hipercolesterolemia [1.93; (1.42-2.62)], e hipertensão [1.71; (1.24-2.37)].

(7) História familiar de Diabetes mellitus:

1. No estudo, História familiar de diabetes e caraterísticas clínicas em indivíduos gregos com diabetes tipo 2[30] , que foi um estudo para estimar a prevalência da história familiar de T2D em pacientes gregos, e para avaliar o seu efeito potencial no controlo metabólico do paciente e na presença de complicações diabéticas, de um total de 1.473 indivíduos com diabetes tipo 2 que frequentaram a clínica ambulatória de diabetes do seu hospital de janeiro de 2003 a dezembro de 2007, os resultados foram - da população total do estudo, 53.6% (789) relataram história familiar de diabetes; a prevalência de diabetes na mãe, no pai e em outros parentes que não os pais foi de 27,7 (n = 408), 11,0 (n = 162) e 10,7% (n = 158), respetivamente; 184 pacientes relataram mais de um familiar diabético (12.5%); o presente estudo revelou um excesso de transmissão materna de DM2 numa amostra de doentes diabéticos gregos; no entanto, não foi encontrada qualquer influência diferente entre a diabetes materna e paterna nas caraterísticas clínicas dos doentes diabéticos, exceto nos níveis de colesterol LDL e na presença de hipertensão; a presença de uma história familiar de diabetes

2. No estudo Familial aggregation of type 2 (non-insulin-dependent) diabetes mellitus in south India; absence of excess maternal transmission[31] , que consistiu num estudo destinado a determinar se a transmissão materna excessiva da diabetes de tipo 2 era de baixa prevalência, através de um inquérito por questionário a 976 doentes diabéticos de tipo 2 do sul da Índia, os resultados foram os seguintes: - em 450 famílias (46,1%), não foi registada qualquer história parental de diabetes. Em 423 famílias com um dos progenitores diabético, 222 pais (52,5%) e 201 (47,5%) mães eram diabéticos; nas restantes 103 (10,6%) famílias, ambos os progenitores eram diabéticos; a idade de diagnóstico da diabetes nos probandos era inferior à dos seus pais diabéticos ($p < 0,001$): além disso, o aumento da história parental de diabetes estava associado a um diagnóstico mais precoce da diabetes nos probandos ($p < 0,001$); estes resultados sublinharam a extensa agregação familiar da diabetes tipo 2 nesta população.

Definições de casos:

(1) Diabetes mellitus:

A diabetes mellitus (DM) refere-se a um grupo de doenças metabólicas comuns que partilham o fenótipo da hiperglicemia. Existem vários tipos distintos de DM e são causados por uma interação complexa de factores genéticos e ambientais. Dependendo da etiologia da DM, os factores que contribuem para a hiperglicemia incluem a redução da secreção de insulina, a diminuição da utilização da glicose e o aumento da produção de glicose.

Glicose no sangue em jejum - 126 mg/dl (7,0 mmol/L)

Glicose no sangue pós-prandial - 200 mg/dl (11,1 mmol/L)

Diabetes Mellitus Gestacional (GDM): A intolerância à glucose pode desenvolver-se durante a gravidez. A resistência à insulina está relacionada com as alterações metabólicas do final da gravidez, e o aumento das necessidades de insulina pode levar à IGT. A DMG ocorre em cerca de 4% das gravidezes nos Estados Unidos; a maioria das mulheres recupera a tolerância normal à glucose após o parto, mas tem um risco substancial (30-60%) de desenvolver DM mais tarde na vida .[4]

Níveis de glucose no plasma para a Diabetes mellitus:

Glicose plasmática em jejum ≥7,0mmol/l (126mg/dl)

ou

Glicose plasmática de 2 horas* ≥11,1mmol/l (200mg/dl)

* Glicose no plasma venoso 2 horas após a ingestão de 75 g de carga oral de glicose Devem ser mantidos os actuais critérios de diagnóstico da OMS para a diabetes

- glicose plasmática em jejum ≥ 7,0mmol/l (126mg/dl) ou glicose plasmática de 2 horas ≥ 11,1mmol/l (200mg/dl) .[5]

O valor de jejum no sangue venoso ≥126 mg/dl foi considerado como valor de corte para o diagnóstico de "Diabetes mellitus" neste estudo.

(2) Hipertensão:

Clinicamente, a hipertensão pode ser definida como o nível de tensão arterial a partir do qual a instituição de uma terapêutica reduz a morbilidade e a mortalidade relacionadas com a tensão arterial. Os critérios clínicos actuais para definir a hipertensão baseiam-se geralmente na média de duas ou mais leituras da tensão arterial sentada durante cada uma de duas ou mais consultas externas. Uma classificação recente recomenda critérios de pressão arterial para definir pressão arterial normal, pré-hipertensão, hipertensão (estádios I e II) e hipertensão sistólica isolada, que é uma ocorrência comum entre os idosos. Em crianças e adolescentes, a hipertensão é geralmente definida como pressão arterial sistólica e/ou diastólica consistentemente >95° percentil para a idade, sexo e altura. As pressões sanguíneas entre os percentis 90 e 95 são consideradas pré-hipertensivas e são uma indicação para intervenções no estilo de vida.

Classificação da tensão arterial[4]

Pressão sanguínea Classificação	Sistólica, mmHgDiastólica	, mmHg
	Normal<120e	<80

	Prehypertension120-139or80-89	
Hipertensão na fase 1140	-159ou90-	99
Hipertensão de fase 2≥	160 ou	≥ 100
Hipertensão em fase 3≥140	ou	<90

Uma pressão arterial sistólica ≥ 140 mm de Hg e uma pressão arterial diastólica ≥ 90 mm de Hg foram consideradas como o valor de corte para "Hipertensão" neste estudo.

(3) Obesidade: A obesidade é definida como uma acumulação anormal ou excessiva de gordura que pode prejudicar a saúde.

(i) IMC: O índice de massa corporal (IMC) é um índice simples de peso por altura que é habitualmente utilizado para classificar o baixo peso, o excesso de peso e a obesidade nos adultos. O IMC é

definido como o peso em quilogramas dividido pelo quadrado da sua altura em metros (kg/m^2).

A obesidade é classificada como um IMC ≥ 30. Os valores do IMC são independentes da idade e iguais para ambos os sexos.

O IMC ≥ 30 foi considerado como valor de corte para "Obesidade" neste estudo .[11]

(ii) Circunferência da cintura e relação cintura/quadril (RCQ):

Pontos de corte da Organização Mundial de Saúde e risco de complicações metabólicas :[7]

Indicador Pontos de corte Risco de complicações metabólicas

Circunferência da cintura >94 cm (M); >80 cm (W) Aumento

Perímetro da cintura >102 cm (M); >88 cm (W) Substancialmente aumentado

Rácio cintura-quadril ≥0,90 cm (M); ≥0,85 cm (P) Substancialmente aumentado

M, homens; W, mulheres[7]

Existe um risco acrescido com um perímetro da cintura ≥ 102 cm para os homens e ≥ 88 cm para as mulheres. A RCQ elevada é ≥ 0,90 nos homens e ≥ 0,85 nas mulheres .[7]

O rácio cintura/quadril (RCQ) > 0,90 nos homens e > 0,85 nas mulheres foi considerado como valor de corte para a obesidade neste estudo.

(4) **Hipercolesterolemia:**

Em todos os inquéritos, foram utilizados métodos automatizados baseados em enzimas para medir os níveis de colesterol sérico total. As diretrizes dos Centros de Controlo e Prevenção de Doenças dos Estados Unidos e da OMS foram seguidas em todos os países, exceto na Alemanha e na Tailândia, onde foram observadas as diretrizes nacionais. As análises ao sangue foram realizadas num laboratório central em todos os países, exceto na Tailândia, que recorreu a cinco laboratórios universitários regionais.

Colesterol sérico total médio e prevalência de colesterol sérico total elevado, definido de forma conservadora como ≥6,2 milimoles por litro (mmol/l) (≥240 miligramas por decilitro, mg/dl) .[8]

O nível de colesterol no sangue venoso em jejum, que foi considerado como nível de corte para determinar a presença de "hipercolesterolemia" neste estudo, é apresentado abaixo:

Colesterol≥(240 miligramas por decilitro, mg/dl).

(5) **Alcoolismo/consumo de álcool:**

Estado de consumo de álcool atual e ao longo da vida (consumidor atual, ex-consumidor, abstémio ao longo da vida). No último ano, consumiu pelo menos uma bebida alcoólica de qualquer tipo? Isto inclui cerveja, vinho, bebidas espirituosas ou qualquer bebida que contenha álcool. A resposta "sim" define o inquirido como consumidor e a resposta "não" define o inquirido como abstémio durante o período em questão .[9]

Assim, qualquer pessoa que tenha consumido pelo menos uma bebida alcoólica de qualquer tipo, incluindo cerveja, vinho, bebidas espirituosas ou qualquer bebida que contenha álcool, no último mês, foi considerada "alcoólica" neste estudo.

(6) **Tabagismo/Tabaco:**

Os fumadores são classificados da seguinte forma

A. Fumador atual: O consumo atual refere-se ao consumo diário e menos que diário de tabaco (cigarro/ Bidi).

B. Ex-fumador: Qualquer pessoa que tenha deixado de fumar tabaco (cigarro/ Bidi) durante mais de um mês (30 dias).

C. Não fumador: Qualquer pessoa que nunca tenha fumado tabaco (Cigarro/ Bidi) .[10]

Uma pessoa que tenha fumado alguma vez no último mês (30 dias) foi considerada "fumador" neste estudo.

(7) Exercício físico/atividade:

As pessoas com mais de 20 anos devem praticar um mínimo de 30 minutos de atividade física de intensidade moderada (como caminhar 5-6 km/hora) na maioria dos dias da semana, se não em todos. Podem obter-se maiores benefícios para a saúde praticando uma atividade física de maior duração ou de intensidade mais vigorosa (como o jogging, a corrida, o ciclismo e a natação) .[11]

Classificação da diabetes mellitus:

1. Diabetes de tipo 1 (destruição das células β, geralmente conduzindo a uma deficiência absoluta de insulina)

A. Imunomediada

B. Idiopática

II. Diabetes de tipo 2 (pode variar entre uma resistência à insulina predominante com deficiência relativa de insulina e um defeito de secreção de insulina predominante com resistência à insulina)

III. Outros tipos específicos de diabetes:

A. Defeitos genéticos da função das células β caracterizados por mutações

B. Defeitos genéticos na ação da insulina

C. Doenças do pâncreas exócrino

D. Endocrinopatias

E. Induzida por drogas ou produtos químicos

F. Infecções

G. Formas invulgares de diabetes imunomediada

H. Outras síndromes genéticas por vezes associadas à diabetes

IV. Diabetes mellitus gestacional (GDM)[4]

Complicações crónicas da Diabetes Mellitus:

Microvascular:

Doença ocular: Retinopatia (não proliferativa/proliferativa), edema macular Neuropatia:

Sensorial e motora (mono e polineuropatia), Nefropatia autonómica

Macrovascular: Doença da artéria coronária, doença arterial periférica,_Doença cerebrovascular

Outros: Gastrointestinal (gastroparesia, diarreia), Genitourinário (uropatia/disfunção sexual), Dermatológico: Infecciosa, Cataratas, Glaucoma, Doença periodontal .[4]

Factores de risco para a diabetes mellitus tipo 2:

1. História familiar de diabetes (ou seja, pai ou irmão com diabetes tipo 2)

2. Obesidade (IMC ≥25 kg/m)[2]

3. Inatividade física habitual

4. Raça/etnia (por exemplo, afro-americana, latina, nativa americana, asiática americana, das ilhas do Pacífico)

5. IFG ou IGT previamente identificados

6. História de DMG ou parto de um bebé com mais de 4 kg

7. Hipertensão (pressão arterial ≥140/90 mmHg)

8. Nível de colesterol HDL <35 mg/dL (0,90 mmol/L) e/ou um nível de triglicéridos >250 mg/dL (2,82 mmol/L)

9. Síndrome dos ovários poliquísticos ou acantose nigricans

10. História de doença vascular[4]

A Diabetes Mellitus tipo 2 como fator de risco para doenças:

(i) Dislipidemia

(ii) Hipertensão

(iii) Complicações nas extremidades inferiores

(iv) Infecções

(v) Manifestações dermatológicas[4]

Prevenção da diabetes mellitus: A estratégia de prevenção e controlo da diabetes mellitus inclui a prevenção aos níveis primário, secundário e terciário.

A prevenção primária deve utilizar a estratégia de IEC, sob a forma de estratégia populacional, educando tanto a comunidade em geral (abordagem de massas) como grupos específicos (abordagem de grupo) e também sob a forma de estratégia individual de alto risco (para indivíduos com factores de risco).

A prevenção secundária deve ser feita através do rastreio da população, do rastreio seletivo ou do rastreio oportunista.

A prevenção terciária deve consistir no acompanhamento, na defesa de um tratamento contínuo e adequado do doente e na educação sanitária sobre a doença do doente e da família, com conselhos à família sobre a importância de um tratamento adequado e as precauções a tomar para evitar complicações futuras.

CAPÍTULO 3

Materiais e métodos

1. Área de estudo: O estudo foi efectuado no bairro de lata urbano de Chetla, em Calcutá.

2. População do estudo: A população com idade ≥35 anos que reside na comunidade de favelas urbanas de Chetla, Calcutá, constitui a população do estudo.

3. Desenho do estudo: Um estudo observacional transversal de base comunitária.

4. Período do estudo: O estudo foi realizado no período de outubro de 2011 a março de 2012, com a aprovação do protocolo pelo Comité de Ética do All India Institute of Hygiene and Public Health em 26.09.2011. A análise dos dados e a redação do relatório foram concluídas em abril de 2012.

5. Tamanho da amostra: Considerando a prevalência de Diabetes mellitus como 15% com base em alguns estudos anteriores[1,2] com o nível de confiança como 95% e o erro absoluto como 5%, o tamanho da amostra foi calculado como sendo:

$n = (3{,}84xPxQ)/d^2$

$= (3{,}84x\ 0{,}15\ x0{,}85)/(0{,}05\ )2$

$= 196$.

Onde, P = 15% = 0,15; Q = 85% = O,85; Nível de confiança 95%; Erro absoluto = d = 5% = 0,05.

A idade dos sujeitos do estudo foi selecionada ≥35 anos, de acordo com a recomendação do Comité de Ética, AIIH & PH, Calcutá.

Acrescentou-se mais 20% sobre 196 para minimizar os não respondentes. Assim, (196 + 20% de 196) = 235 sujeitos ou indivíduos com idade ≥ 35 anos foram considerados neste estudo.

6. Processo de amostragem: Das três alas que cobrem a área urbana de prática de campo do All India Instituted f hygiene and public Health, no bairro de lata urbano de Chetla, a saber, 74, 81 e 82, sob a alçada da Kolkata Municipal Corporation[18] , uma ala - a ala n.º 82 - foi selecionada aleatoriamente para este estudo; a população total da ala n.º 082 era de 43680[18] . O número total de agregados familiares neste bairro era de 10400 (tamanho médio da família = 4,2). Em seguida, foi efectuada a numeração dos agregados familiares. Depois, através do método de amostragem aleatória sistemática, como o tamanho da amostra era 235, o intervalo de amostragem era (10400 ÷ 235) = 45,255≈45. O primeiro agregado familiar a ser visitado foi o número 7 por amostragem aleatória simples. Em seguida, foi efectuada uma visita domiciliária a cada 45th agregados familiares (7.º, 7+45=52.º, 52+45=97.º, 97+45=142.º, ... e assim sucessivamente) e, quando não existia nenhum indivíduo com idade ≥35 anos em nenhum dos agregados familiares visitados (tal como determinado pela amostragem aleatória sistemática), era visitado o agregado familiar seguinte até se obter o número necessário de

indivíduos da dimensão da amostra de 235.

7. Critérios de inclusão:

a) População residente no bairro de lata urbano de Chetla.

b) População com idade ≥35 anos (homens e mulheres).

c) População disposta a participar e a cooperar no estudo.

8. Critérios de exclusão:

a) População com menos de 35 anos de idade.

b) População não disposta a participar e a cooperar no estudo.

9. Ferramentas:

a) Programa semi-estruturado pré-concebido e pré-testado com algumas perguntas abertas

b) Estetoscópio

c) Esfigmomanómetro de mercúrio (máquina de medir a tensão arterial)

d) Fita métrica

e) Máquina de pesagem

f) Relatórios e registos médicos da população do estudo

g) Formulário de consentimento informado

10. Definições operacionais: Os critérios e valores de corte das variáveis da diabetes mellitus que foram considerados para a realização deste estudo foram os seguintes

a) Tabagismo/Tabaco:

Qualquer pessoa que tenha fumado/utilizado tabaco sob qualquer forma no último 1 mês (30 dias) foi considerada aqui como "Fumador/tabagista" e qualquer pessoa que tenha fumado/utilizado tabaco sob qualquer forma pela última vez há mais de 1 mês (30 dias) foi considerada aqui como "Ex-fumador/ex-tabagista" e qualquer pessoa que tenha deixado de fumar/utilizar tabaco sob qualquer forma há mais de 3 meses (90 dias) foi considerada aqui como "Não fumador/não consumidor de tabaco".fumador/ex-tabagista" e qualquer pessoa que tenha deixado de fumar/usar tabaco sob qualquer forma há mais de 3 meses (90 dias) foi considerada neste estudo como "não fumador/não consumidor de tabaco".

b) Alcoolismo/consumo de álcool:

Qualquer pessoa que tenha consumido pelo menos uma bebida alcoólica de qualquer tipo (incluindo cerveja, vinho, bebidas espirituosas ou qualquer bebida que contenha álcool) no prazo de 1 mês (30 dias) foi considerada aqui como "consumidor de álcool" e qualquer pessoa que tenha consumido pelo menos uma bebida alcoólica de qualquer tipo pela última vez há mais de 1 mês (30 dias) foi considerada aqui como "ex-consumidor de álcool" e qualquer pessoa que tenha deixado de consumir bebidas alcoólicas de qualquer tipo há mais de 3 meses (90 dias) foi considerada aqui como "não consumidor de álcool" neste estudo.

c) Exercício físico:

O exercício moderado ≥30 minutos de duração por um mínimo de 5 dias/semana, além das atividades diárias normais para um indivíduo de ≥35 anos de idade, foi considerado como o nível de corte para o exercício físico neste estudo.

d) Diabetes mellitus:

O nível de açúcar no sangue no sangue venoso em jejum ≥ 126 mg/dl foi considerado como valor de corte para a estimativa de "Diabetes mellitus" neste estudo.

e) Obesidade:

Índice de massa corporal (IMC): IMC ≥ 30 foi considerado como valor de corte para "Obesidade" neste estudo.

Relação cintura: anca (RCQ): O rácio cintura/quadril (RCQ) > 0,90 nos homens e > 0,85 nas mulheres foi considerado como valor de corte para "Obesidade" neste estudo.

f) Hipertensão:

Uma pressão arterial sistólica ≥ 140 mm de Hg e uma pressão arterial diastólica ≥ 90 mm de Hg foram consideradas como o valor de corte para "Hipertensão" neste estudo.

g) Hipercolesterolemia:

O nível de colesterol no sangue venoso em jejum, que foi considerado como valor de corte para "hipercolesterolemia" neste estudo, é apresentado a seguir:

Nível de colesterol no sangue venoso em jejum = ≥240 mg/dl

h) História familiar de Diabetes mellitus:

História de diabetes mellitus/hipertensão arterial/doença cardíaca isquémica/acidentes cerebrovasculares nos pais e/ou avós e/ou irmãos/irmãs e/ou em qualquer membro biológico da família do indivíduo da população em estudo, vivo ou falecido .[33]

11. Método de recolha de dados:

- Foi efectuada uma visita de casa em casa...
- Foi obtido o consentimento informado dos participantes no estudo que preenchiam os critérios de inclusão.
- Os sujeitos do estudo foram entrevistados utilizando um programa semiestruturado pré-definido e pré-testado com algumas perguntas abertas.

- Exames no local dos objectos de estudo: Foram efectuadas as seguintes medições dos participantes no estudo

Medidas antropométricas: Medição da altura, peso, circunferências da cintura e da anca.

Medição da tensão arterial.

- Os sujeitos do estudo foram aconselhados a fazer análises ao sangue para calcular o açúcar no sangue em jejum e o colesterol, quer no Centro de Saúde Urbano de Chetla, quer em qualquer laboratório fiável, conforme determinado por eles.

- Foi tomado o cuidado de assegurar que os sujeitos do estudo fizessem o exame de sangue no Centro de Saúde Urbano, Chetla, e fora dele, em qualquer laboratório fiável da sua escolha, de acordo com o seu aconselhamento, tendo sido acompanhados nesse sentido. Os relatórios dos exames foram examinados.

12. Análise dos dados:

Foram recolhidos dados da população da amostra (estudo) relativamente a diferentes variáveis relacionadas com os factores de risco da diabetes mellitus, como a obesidade, a hipertensão, o estilo de vida sedentário (falta de exercício físico), a hipercolesterolemia, o alcoolismo/consumo de álcool, o tabagismo/consumo de tabaco, etc., juntamente com variáveis sociodemográficas e socioeconómicas como a idade, o sexo, a profissão, a literacia, o rendimento familiar, os hábitos alimentares e a ingestão regular de alimentos e a sensibilização para a diabetes mellitus.

Os dados recolhidos foram dicotomizados em grupos expostos e não expostos e foi efectuado o teste do Qui-quadrado e a significância foi estimada pelo Epi Info™ 7 para descobrir a sua associação estatística com a diabetes mellitus.

13. Apuramento ético:

Era necessário para a proteção dos seres humanos. A proposta de investigação foi apresentada ao Comité de Ética da AIIH & PH, Calcutá, e foi concedida autorização (em 26.09.2011) para a realização desta investigação. De acordo com o regulamento, o formulário de consentimento foi administrado aos sujeitos do estudo.

14. Limitações do estudo:

(1) A estimativa da glicemia pós-prandial não pôde ser efectuada devido ao problema operacional de colher sangue venoso duas vezes dos participantes no estudo, embora inicialmente planeado. Apenas foi efectuada a estimativa da glicemia em jejum.

(2) O perfil lipídico não pôde ser efectuado devido a limitações de recursos. Apenas foi efectuada a estimativa do colesterol total no sangue.

15. Benefícios esperados:

a) A prevalência estimada da diabetes mellitus no bairro de lata urbano de Chetla foi obtida em mão, o que pode ser útil para planear o programa anti-diabético e a campanha de sensibilização da comunidade para os factores de risco associados à diabetes mellitus.

b) Os resultados deste estudo podem ser úteis para planear a extensão dos cuidados de saúde primários à porta dos habitantes dos bairros de lata de Chetla. Ajudará no esforço de combater a diabetes mellitus e outras doenças não transmissíveis entre eles.

c) Foram dados conselhos aos participantes no estudo sobre a importância da ingestão regular e adequada de medicamentos (se aconselhados) e da modificação do estilo de vida no que diz respeito à alimentação, obesidade, exercício físico, alcoolismo/consumo de álcool, tabagismo/consumo de tabaco, controlo da hipercolesterolemia (se presente) e/ou da hipertensão (se presente), etc., para benefício tanto dos que já desenvolvem diabetes mellitus (como prevenção secundária) como dos que ainda não desenvolveram diabetes mellitus (como prevenção primária). Poderá ser-lhes útil para reduzir o risco de desenvolver diabetes mellitus naqueles que ainda não desenvolveram diabetes mellitus e para evitar as complicações crónicas incapacitantes desta doença no futuro naqueles que ainda não desenvolveram diabetes mellitus.

CAPÍTULO 4

Resultados

O estudo foi efectuado entre a comunidade dos bairros de lata de Chetla, no bairro nº 82 da Corporação Municipal de Calcutá. O tamanho da amostra (o número de sujeitos do estudo) foi de 235, dos quais 106 eram homens (45,11%) e 129 eram mulheres (54,89%). As mulheres eram mais numerosas do que os homens entre os sujeitos do estudo. O número mais elevado situava-se no grupo etário dos 35-44 anos (38,72%), seguido de um decréscimo gradual nos grupos etários dos 45-54 anos (32,34%) e dos 55-64 anos (15,74%), sendo o menor no grupo etário dos 65 anos ou mais (13,2%). Entre os indivíduos do sexo masculino, a tendência foi a mesma, com o número mais elevado a situar-se no grupo etário dos 35-44 anos (37,74%) e a diminuir gradualmente em direção aos grupos etários mais elevados, como o grupo etário dos 45-54 anos (30,19%) e o grupo etário dos 55-64 anos (18,87%), sendo o menor no grupo etário dos 65 anos ou mais (13,2%). Mas, no sexo feminino, o número mais elevado registou-se no grupo etário dos 35-44 anos (39,53%) e diminuiu gradualmente para os grupos etários mais elevados, como o grupo etário dos 45-54 anos (34,11%), com o mesmo número de indivíduos nos grupos etários dos 55-64 anos e dos 65 anos e mais (13,18% em cada grupo etário) (Quadro n.º 1 e Figura n.º 1a,1b).

Tabela No.l: Distribuição dos indivíduos do estudo de acordo com a idade (em anos) e Sexo

Age group (in years)	Male (n=106)	Female (n=129)	Total (n=235)
35 - 44	40 (43.96%) (37.74%)	51 (56.04%) (39.53%)	91 (100%) (38.72%)
45 - 54	32 (42.11%) (30.19%)	44 (57.89%) (34.11%)	76 (100%) (32.34%)
55 - 64	20 (54.05%) (18.87%)	17 (45.95%) (13.18%)	37 (100%) (15.74%)
65 & above	14 (45.16%) (13.2%)	17 (54.84%) (13.18%)	31 (100%) (13.2%)
Total	106 (45.11%) (100%)	129 (54.89%) (100%)	n=235 (100%) (100%)

Figura No.la: Gráficos de tartes (A), (B) e (C) que mostram a distribuição dos indivíduos do estudo de acordo com a idade (em anos)

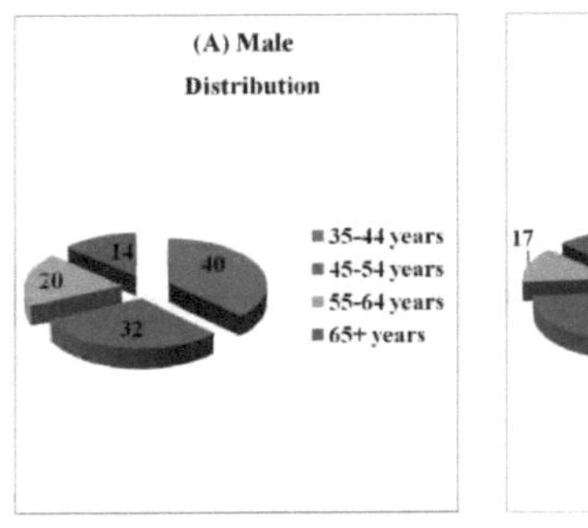

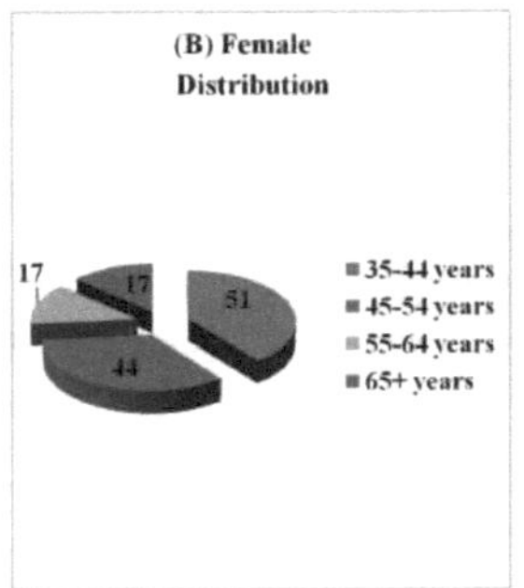

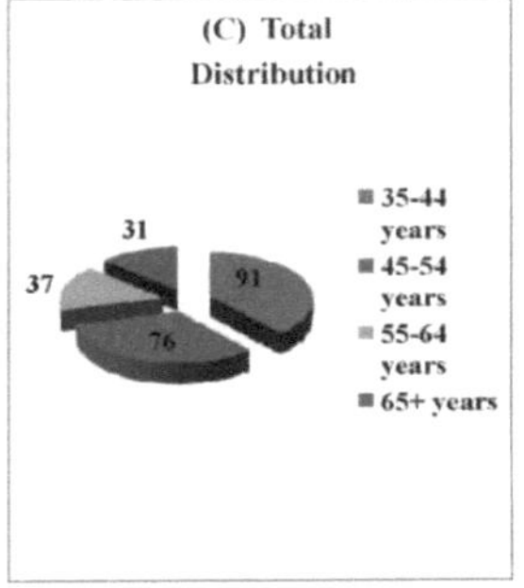

Figura No.lb: Gráficos de tartes (A), (B) e (C) que mostram a distribuição dos indivíduos do estudo de acordo com o sexo

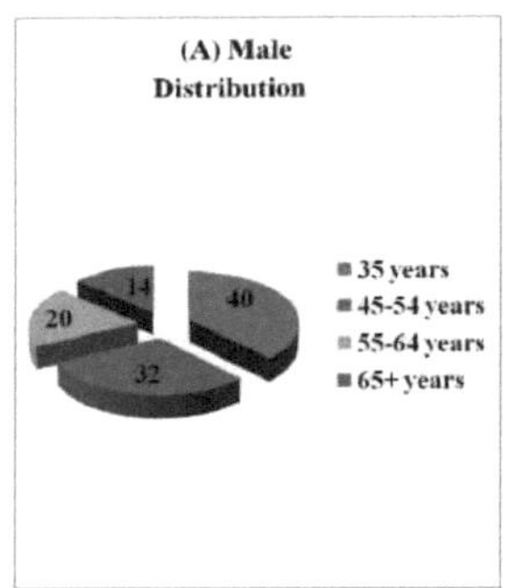

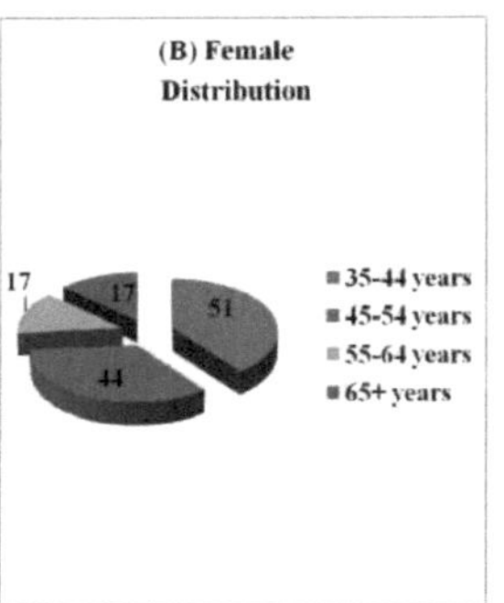

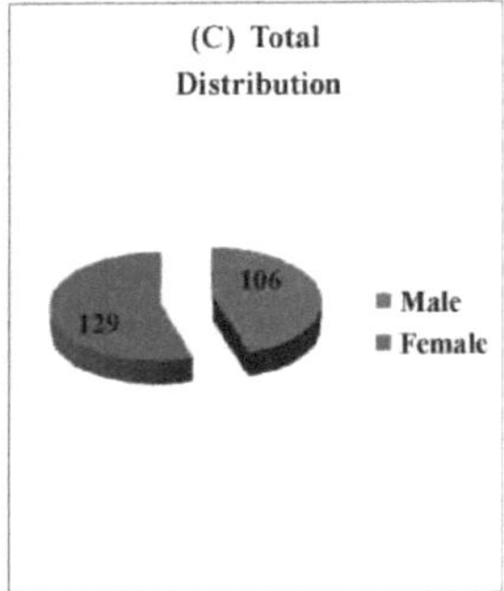

O maior número de indivíduos do estudo era hindu (85,11%), seguido de muçulmano (11,91%) e cristão (2,98%). Entre os homens e as mulheres, o maior número de indivíduos era hindu (masculino-82,08%; feminino-87,6%), seguido de muçulmano (masculino-15,09%; feminino-9,3%) e cristão (masculino-2,83%; feminino-3,1%). A percentagem de hindus e cristãos era maior no sexo feminino e a percentagem de muçulmanos era maior no sexo masculino (Tabela No.2, Figura No.2).

Tabela No.2: Distribuição dos indivíduos do estudo de acordo com a religião

Religion	Male (n=106)	Female (n=129)	Total (n=235)
Hindu	87 (43.5%) (82.08%)	113 (56.5%) (87.6%)	200 (100%) (85.11%)
Muslim	16 (57.14%) (15.09%)	12 (42.86%) (9.3%)	28 (100%) (11.91%)
Christian	3 (42.86%) (2.83%)	4 (57.14%) (3.1%)	7 (100%) (2.98%)
Total	106 (45.11%) (100%)	129 (54.89%) (100%)	n =235 (100%) (100%)

Figura No.2: Gráficos de pizza (A), (B) e (C) mostrando a distribuição dos sujeitos do estudo de acordo com a religião

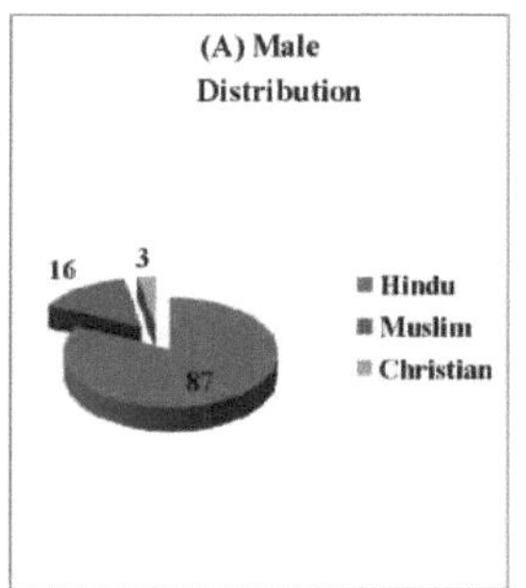

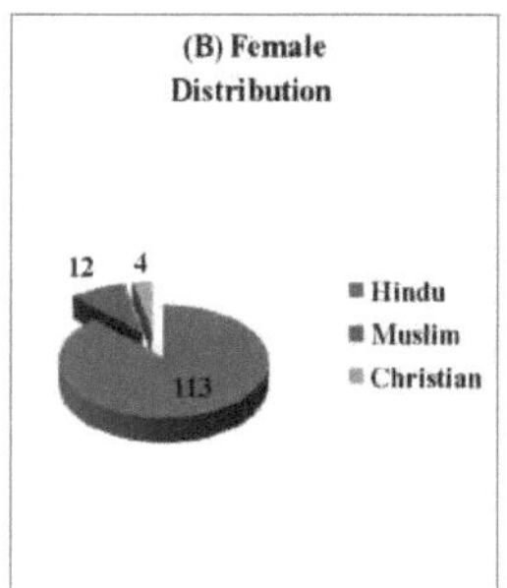

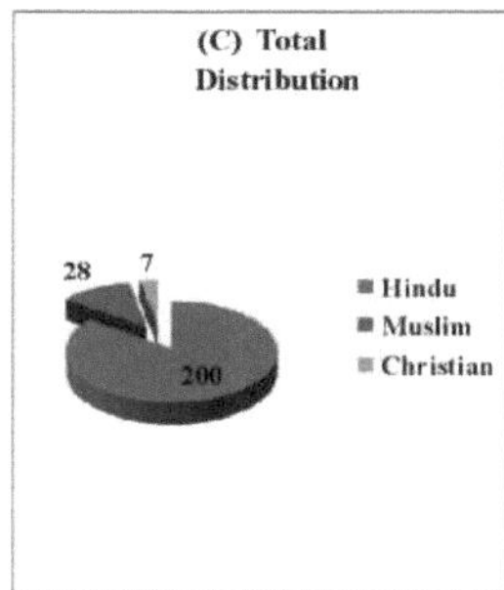

O maior número de indivíduos do estudo pertencia à categoria geral (61,28%), seguido de um número gradualmente decrescente nas categorias SC (21,28%), OBC (14,89%) e ST (2,55%). No sexo masculino, a categoria geral foi a mais numerosa, seguida de um número gradualmente decrescente nas categorias OBC, SC e ST (geral-64,15%; OBC-16,98%; SC-16,04%; ST-2,83%). No sexo feminino, a categoria geral foi a mais numerosa, seguida de um número gradualmente decrescente nas categorias SC, OBC e ST (geral-58,91%; SC-25,58%; OBC-13,18%; ST -2,33%) (Quadro nº 3, Figura nº 3).

Tabela No.3: Distribuição dos sujeitos do estudo segundo a casta

Caste	Male (n=106)	Female (n=129)	Total
SC	17 (34%) (16.04%)	33 (66%) (25.58%)	50 (100%) (21.28%)
ST	3 (50%) (2.83%)	3 (50%) (2.33%)	6 (100%) (2.55%)
OBC	18 (51.43%) (16.98%)	17 (48.57%) (13.18%)	35 (100%) (14.89%)
General	68 (47.22%) (64.15%)	76 (52.78%) (58.91%)	144 (100%) (61.28%)
Total	106 (45.11%) (100%)	129 (54.89%) (100%)	n =235 (100%) (100%)

Figura No.3: Gráficos de pizza (A), (B) e (C) mostrando a distribuição dos sujeitos do estudo de acordo com a casta

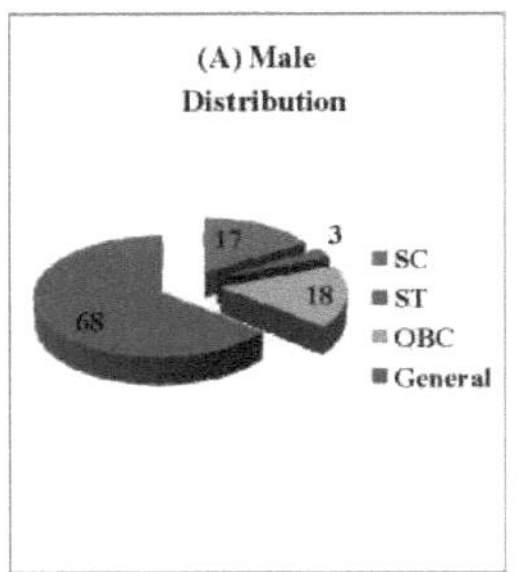

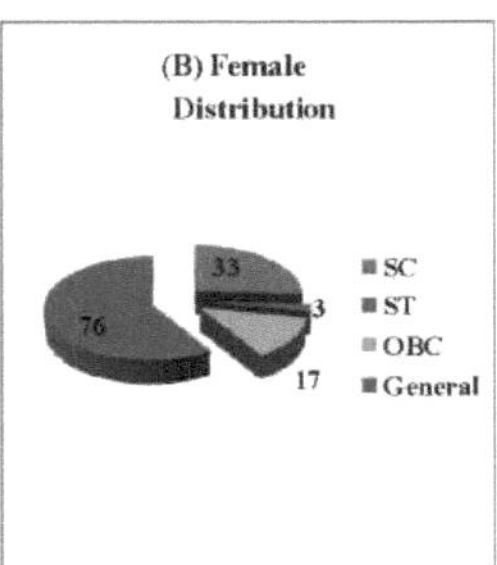

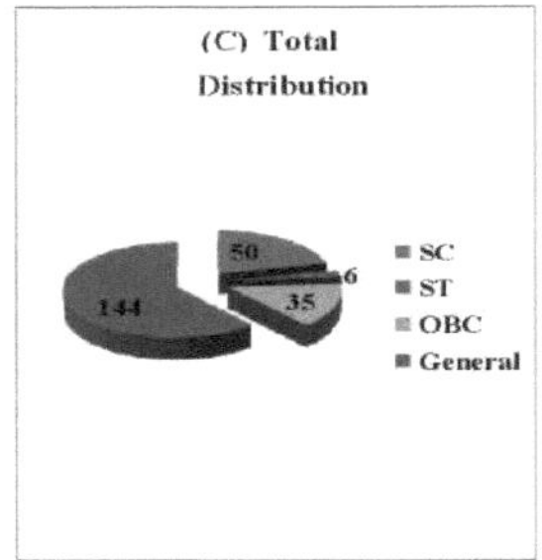

O número mais elevado de indivíduos do estudo pertencia à categoria de analfabetos (27,23%), seguido de um decréscimo gradual das categorias de ensino médio (26,81%), primário (24,26%), secundário (9,79%) e superior (7,23%) e ≥graduação (4,68%). Entre os homens, registou-se um aumento gradual do analfabetismo (16,98%) para o ensino primário (20,75%) e para o ensino médio (33,01%) e, em seguida, um declínio gradual para o ensino secundário (13,21%), o ensino secundário superior (9,43%) e o ensino superior na categoria ≥Graduação (6,62%). Entre as mulheres, o maior número estava na categoria Analfabeto (35,66%), seguido de uma diminuição gradual das categorias Primário (27,13%), Médio (21,71%), Secundário (6,98%), Secundário Superior (5,43%), ≥Graduação (3,09%). As mulheres eram mais do que os homens nas categorias Analfabeto e Primário e os homens eram mais do que as mulheres nas categorias Médio, Secundário e Secundário Superior e ≥Graduação. Os homens são mais escolarizados do que as mulheres. Não foi encontrado nenhum indivíduo no estudo com o estatuto de "Apenas alfabetizado" (Tabela n.º 4).

Tabela No.4: Distribuição dos sujeitos do estudo de acordo com a escolaridade

Education		Male (n=106)	Female (n=129)	Total (n=235)
Illiterate		18 (28.125%) (16.98%)	46 (71.875%) (35.66%)	64 (100%) (27.23%)
Literate	Primary	22 (38.6%) (20.75%)	35 (61.4%) (27.13%)	57 (100%) (24.26%)
	Middle	35 (55.56%) (33.01%)	28 (44.44%) (21.71%)	63 (100%) (26.81%)
	Secondary	14 (60.87%) (13.21%)	9 (39.13%) (6.98%)	23 (100%) (9.79%)
	Higher Secondary	10 (58.82%) (9.43%)	7 (41.18%) (5.43%)	17 (100%) (7.23%)
	≥Graduate	7 (63.64%) (6.62%)	4 (36.36%) (3.09%)	11 (100%) (4.68%)
Total		106 (45.11%) (100%)	129 (54.89%) (100%)	n=235 (100%) (100%)

O número mais elevado de indivíduos do estudo pertencia à categoria dos Casados (84,68%), seguido de um número gradualmente decrescente nas categorias dos Solteiros (7,66%), Viúvos (5,11%) e Divorciados/Separados (2,55%). Entre os indivíduos do sexo masculino, o número mais elevado pertencia à categoria dos casados (84,91%), seguido de um número gradualmente decrescente nas categorias dos solteiros (10,83%), divorciados/separados (2,83%) e viúvos/viúvas (1,88%). Entre as mulheres, o maior número de indivíduos do estudo encontrava-se na categoria Casado (84,5%), seguido de um número gradualmente decrescente nas categorias Viúvo/viúva (7,75%), Solteiro (5,43%), Divorciado/Separado (2,32%). Os homens eram mais numerosos do que as mulheres nas categorias Casado, Solteiro e Divorciado/Separado, e as mulheres eram mais numerosas do que os homens na categoria Viúvo/viúva (Quadro n.º 5).

Tabela No.5: Distribuição dos sujeitos do estudo de acordo com o estado civil

Marital status	Male (n=106)	Female (n=129)	Total (n=235)
Married	90 (45.23%) (84.91%)	109 (54.77%) (84.5%)	199 (100%) (84.68%)
Unmarried	11 (61.11%) (10.83%)	7 (38.89%) (5.43%)	18 (100%) (7.66%)
Divorced/Separated	3 (50%) (2.83%)	3 (50%) (2.32%)	6 (100%) (2.55%)
Widower/Widow	2 (16.67%) (1.88%)	10 (83.33%) (7.75%)	12 (100%) (5.11%)
Total	106 (45.11%) (100%)	129 (54.89%) (100%)	n = 235 (100%) (100%)

60,43% dos indivíduos do estudo pertenciam à categoria de Desempregados e 39,57% à categoria de Empregados. Os homens eram mais numerosos na categoria de Empregados (homens-82,08% e mulheres-4,65%). As mulheres estavam maioritariamente na categoria de Desempregados (homens - 17,92% e mulheres - 95,35%) (Tabela n.º 6).

Tabela No.6: Distribuição dos sujeitos do estudo de acordo com a profissão

Occupation	Male (n=106)	Female (n=129)	Total (n=235)
Employed	87 (93.55%) (82.08%)	6 (6.45%) (4.65%)	93 (100%) (39.57%)
Unemployed	19 (13.38%) (17.92%)	123 (86.62%) (95.35%)	142 (100%) (60.43%)
Total	106 (45.11%) (100%)	129 (54.89%) (100%)	n = 235 (100%) (100%)

O maior número de sujeitos do estudo (37,02%) estava na categoria de renda per capita mensal de Rs. 1600 - 3199 (Classe-II), seguido por um número gradualmente decrescente em Rs. 960 - 1599 (Classe-III) (24,68%), Rs. 480 - 959 (Classe-IV) (20%) e ≥ Rs. 3200 (10,64%) (Classe-I) e < Rs. 480 (Classe-V) (7,66%) Categorias de renda per capita por mês. Entre os homens, o maior número (44,34%) estava na categoria de renda per capita por mês de Rs.1600 - 3199 (Classe-II), seguido por um número gradualmente decrescente em ≥ Rs. 3200 (Classe-I) (18,87%), Rs. 960 - 1599 (Classe-III) (16,04%), Rs. 480 - 959 (Classe-IV) (11,32%) e e < Rs. 480 (Classe-V) (9,43%) Categorias de renda per capita por mês. Entre as mulheres, o maior número (31,78%) estava na categoria de renda per capita por mês de Rs. 960 - 1599 (Classe-III), seguido por um número gradualmente decrescente em Rs. 1600 - 3199 (Classe-II) (31,01%), Rs. 480 - 959 (Classe-IV) (27,13%), < Rs. 480 (Classe-V) (6,2%), ≥ Rs. 3200 (Classe-I) (3,88%), categorias de renda per capita por mês. Os homens eram mais do que as mulheres nas categorias < Rs. 480 (Classe-V) e Rs. 1600 - 3199 (Classe-II) e ≥ Rs. 3200 (Classe-I) Renda per capita por mês, e as mulheres eram mais do que os homens nas categorias Rs. 480 - 959 (Classe-IV) e Rs. 960 - 1599 (Classe-III) Renda per capita por mês. Os indivíduos do sexo masculino tinham mais rendimento per capita por mês do que os indivíduos do sexo feminino entre os sujeitos do estudo (Tabela n.º 7).

Tabela No.7: Distribuição dos sujeitos do estudo de acordo com o rendimento mensal per capita (de acordo com a Escala de Prasad Modificada, 2008)[2] θ

Per capita income per month (in Rs.)	Male (n=106)	Female (n=129)	Total (n=235)
<480 (Class-V)	10 (55.56%) (9.43%)	8 (44.44%) (6.2%)	18 (100%) (7.66%)
480 – 959 (Class-IV)	12 (25.53%) (11.32%)	35 (74.47%) (27.13)	47 (100%) (20%)
960 – 1599 (Class-III)	17 (29.31%) (16.04%)	41 (70.69%) (31.78%)	58 (100%) (24.68%)
1600 – 3199 (Class-II)	47 (54.02%) (44.34%)	40 (45.98%) (31.01%)	87 (100%) (37.02%)
≥3200 (Class-I)	20 (80%) (18.87%)	5 (20%) (3.88%)	25 (100%) (10.64%)
Total	106 (45.11%) (100%)	129 (54.89%) (100%)	n = 235 (100%) (100%)

O maior número de indivíduos do estudo pertencia à categoria dos consumidores de tabaco (46,81%), seguido dos não consumidores de tabaco (43,83%) e dos ex-consumidores de tabaco (9,36%). Entre os homens, o maior número pertencia à categoria dos consumidores de tabaco (66,04%), seguido dos não consumidores de tabaco (23,58%) e dos ex-consumidores de tabaco (10,38%). Entre as mulheres, o maior número pertencia à categoria de não consumidoras de tabaco (60,47%), seguidas das categorias de consumidoras de tabaco (31%) e de ex-consumidoras de tabaco (8,53%). Os homens eram mais numerosos do que as mulheres nas categorias de utilizadores de tabaco (66,04%) e de ex-toxicodependentes (10,38%) e as mulheres eram mais numerosas do que os homens na categoria de não utilizadores de tabaco (60,47%) (Quadro n.º 8).

Tabela No.8: Distribuição dos sujeitos do estudo de acordo com o consumo de tabaco

Tobacco use	Male (n=106)	Female (n=129)	Total (n=235)
Tobacco user	70 (63.64%) (66.04%)	40 (36.36%) (31%)	110 (100%) (46.81%)
Ex-tobacco user	11 (50%) (10.38%)	11 (50%) (8.53%)	22 (100%) (9.36%)
Non-tobacco user	25 (24.27%) (23.58%)	78 (75.73%) (60.47%)	103 (100%) (43.83%)
Total	106 (45.11%) (100%)	129 (54.89%) (100%)	n = 235 (100%) (100%)

O maior número de indivíduos do estudo pertencia à categoria de não consumidores de álcool (83,4%), seguida das categorias de consumidores de álcool (11,49%) e de ex-consumidores de álcool (5,11%). No sexo masculino, o maior número de indivíduos pertencia à categoria de não consumidores de álcool (67,92%), seguido da categoria de consumidores de álcool (23,59%) e de ex-consumidores de álcool (8,49%). Entre as mulheres, o maior número pertencia à categoria de não consumidoras de álcool (96,12%), seguida das categorias de ex-consumidoras de álcool (2,33%) e consumidoras de álcool (8,53%). Os homens eram mais numerosos nas categorias de consumidores de álcool (23,59%) e de ex-consumidores de álcool (8,49%) e as mulheres eram mais numerosas na categoria de não consumidores de álcool (96,12%) (Quadro 9).

Tabela No.9: Distribuição dos sujeitos do estudo de acordo com o consumo de álcool

Alcohol use	Male (n=106)	Female (n=129)	Total (n=235)
Alcohol user	25 (92.59%) (23.59%)	2 (7.41%) (1.55%)	27 (100%) (11.49%)
Ex-alcohol user	9 (75%) (8.49%)	3 (25%) (2.33%)	12 (100%) (5.11%)
Non-alcohol user	72 (36.73%) (67.92%)	124 (63.27%) (96.12%)	196 (100%) (83.4%)
Total	106 (45.11%) (100%)	129 (54.89%) (100%)	n = 235 (100%) (100%)

O maior número de indivíduos do estudo praticava exercício físico (76,17%) e o menor número de indivíduos não praticava exercício físico (23,83%). Entre os homens, o maior número de indivíduos praticava exercício físico (77,36%) e o menor número de indivíduos não o praticava (22,64%).Entre as mulheres, o maior número de indivíduos praticava exercício físico (75,19%) e o menor número não o praticava (24,81%).Entre os homens, 77,36% praticavam exercício físico e entre as mulheres 75,19% praticavam exercício físico. Os homens (77,36%) praticavam mais exercício físico do que as mulheres (75,19%), embora a diferença fosse muito marginal (Tabela n.º 10).

Tabela No.10: Distribuição dos sujeitos do estudo de acordo com o exercício físico

Physical exercise (Moderate exercise ≥30 minutes duration for minimum 5 days/week in addition to Normal daily activities) in aged ≥35 years	Male (n=106)	Female (n=129)	Total (n=235)
Yes	82 (45.81%) (77.36%)	97 (54.19%) (75.19%)	179 (100%) (76.17%)
No	24 (42.86%) (22.64%)	32 (57.14%) (24.81%)	56 (100%) (23.83%)
Total	106 (45.11%) (100%)	129 (54.89%) (100%)	n =235 (100%) (100%)

Distribuição dos sujeitos do estudo de acordo com a ingestão regular de alimentos (Quadro n.º 11):

A ingestão de dieta vegetariana foi maior nas mulheres do que nos homens (homens - 4,72%; mulheres - 6,2%; total - 5,53%). A ingestão de produtos lácteos foi ligeiramente superior nos homens do que nas mulheres (homens - 97,17%; mulheres - 96,9%; total - 97,02%). A ingestão de proteínas animais foi marginalmente maior nos homens do que nas mulheres (homens - 89,62%; mulheres - 87,6%; total - 88,51%). A ingestão de vegetais verdes foi ligeiramente superior nos homens do que nas mulheres (homens - 94,34%; mulheres - 93,02%; total - 93,62%). A ingestão de frutas foi maior no sexo feminino do que no masculino (masculino - 46,23%; feminino - 55,04%; total - 51,06%). A ingestão de junk food foi marginalmente maior nos homens do que nas mulheres (homens-7,55%; mulheres-6,98%; total-7,23%).

A ingestão de óleo de mostarda foi maior nas mulheres do que nos homens (homens-67,93%; mulheres-72,1%; total-70,21%). A ingestão de óleo de girassol foi maior nos homens do que nas mulheres (homens-14,15%; mulheres-10,85%; total-12,34%). A ingestão de óleo misto foi marginalmente maior nos homens do que nas mulheres (homens-17,92%; mulheres-17,05%; total-17,45%) (Tabela No.11).

Tabela No.ll: Distribuição dos indivíduos do estudo de acordo com a dieta (ingestão regular de alimentos)

Diet (Food item intake on regular basis)		Male (n=106)	Female (n=129)	Total (n=235)
Vegetarian diet	Yes	5 (4.72%)	8 (6.2%)	13 (5.53%)
	No	101 (95.28%)	121 (93.8%)	222 (94.47%)
Milk products	Yes	103 (97.17%)	125 (96.9%)	228 (97.02%)
	No	3 (2.83%)	4 (3.1%)	7 (2.98%)
Animal proteins	Yes	95 (89.62%)	113(87.6%)	208 (88.51%)
	No	11 (10.38%)	16 (2.4%)	27 (11.49%)
Green vegetables	Yes	100 (94.34%)	120 (93.02%)	220 (93.62%)
	No	6 (5.66%)	9 (6.98%)	15 (6.38%)
Fruits	Yes	49 (46.23%)	71 (55.04%)	120 (51.06%)
	No	57 (53.77%)	58 (44.96%)	115 (48.94%)
Junk foods	Yes	8 (7.55%)	9 (6.98%)	17 (7.23%)
	No	98 (92.45%)	120 (93.02%)	218 (92.77%)
Oils	Mustard only	72 (67.93%)	93 (72.1%)	165(70.21%)
	Sunflower only	15 (14.15%)	14 (10.85%)	29 (12.34%)
	Mixed	19 (17.92%)	22 (17.05%)	41 (17.45%)

Distribuição dos indivíduos do estudo de acordo com a história familiar de doenças (Tabela No.12):

A história familiar de diabetes mellitus foi mais frequente no sexo feminino do que no masculino (masculino - 21,7%; feminino - 30,23%). A história familiar de hipertensão arterial foi mais frequente no sexo masculino do que no feminino (masculino-31,13%; feminino-27,13%). A história familiar de doença cardíaca isquémica foi mais frequente nos homens do que nas mulheres (homens - 9,43%; mulheres - 3,1%). A história familiar de acidentes vasculares cerebrais foi mais frequente no género feminino do que no masculino (masculino

- 2,83%; feminino - 3,88%).

Tabela No.12: Distribuição dos sujeitos do estudo de acordo com a história familiar de doenças

Family history of Diseases	Male (n=106)		Female (n=129)		Total (n=235)	
	Yes	No	Yes	No	Yes	No
Diabetes mellitus	23 (21.7%)	83 (78.3%)	39(30.23 %)	90 (69.77%)	62(26.38%)	173(73.62%)
Hypertension	33 (31.13%)	73 (68.87%)	35(27.13 %)	94 (72.87%)	68(28.94%)	167 (71.06%)
Ischaemic heart disease	10 (9.43%)	96 (90.57%)	4 (3.1%)	125 (96.9%)	14 (5.96%)	221 (94.04%)
Cerebrovascular accident	3 (2.83%)	103(97.17%)	5 (3.88%)	124 (96.12%)	8 (3.4%)	227 (96.6%)

A prevalência de diabetes mellitus entre o total de indivíduos do estudo foi de 17,45%. A prevalência da diabetes mellitus foi de 20,93% entre as mulheres, muito mais do que a prevalência de 13,21% entre os homens. Os casos novos e os casos antigos representavam 39,02% e 60,98%, respetivamente, do total de casos de diabetes mellitus (41 casos). Os casos novos eram mais frequentes no sexo masculino. As mulheres eram mais diabéticas do que os homens. Tal pode dever-se ao facto de a obesidade ser mais frequente no sexo feminino, em resultado de um menor exercício físico e de hábitos alimentares secretos frequentes, uma vez que permanecem em ambientes fechados (Tabela n.º 13a e 13b; Figura n.º 4a e 4b).

Medições do açúcar no sangue:

(i) Homens - O intervalo foi de 68-194 mg/dl. A média foi de 91,8 mg/dl. O S.D.foi ±28.98.

(ii) Mulheres - O intervalo foi de 61-315 mg/dl. A média foi de 103,1 mg/dl. O S.D.foi ±42.43.

(iii) Total - O intervalo foi de 61-315 mg/dl. A média foi de 98 mg/dl. O S.D.foi ±31.75.

Tabela No.13a: Distribuição dos sujeitos do estudo de acordo com a Diabetes mellitus

Diabetes mellitus	Male (n=106)	Female (n=129)	Total (n=235)
Present	14 (34.15%) (13.21%)	27 (65.85%) (20.93%)	41 (100%) (17.45%)
Not Present	92 (47.42%) (86.79%)	102 (52.58%) (79.07%)	194 (100%) (82.55%)
Total	106 (45.11%) (100%)	12 (54.89%) (100%)	235 (100%) (100%)

Tabela No.13b: Distribuição dos indivíduos com Diabetes mellitus entre os indivíduos do estudo de acordo com os casos antigos e novos de Diabetes mellitus

Diabetes mellitus	Male (n=14)	Female (n=27)	Total (n=41)
Old cases	8 (32%) (57.14%)	17 (68%) (62.96%)	25 (100%) (60.98%)
New cases	6 (37.5%) (42.86%)	10 (62.5%) (37.04%)	16 (100%) (39.02%)
Total	14 (34.15%) (100%)	27 (65.85%) (100%)	n=41(100%) (100%)

Figura No.4a: Gráficos de pizza (A), (B) e (C) mostrando a distribuição dos sujeitos do estudo de acordo com a Diabetes mellitus

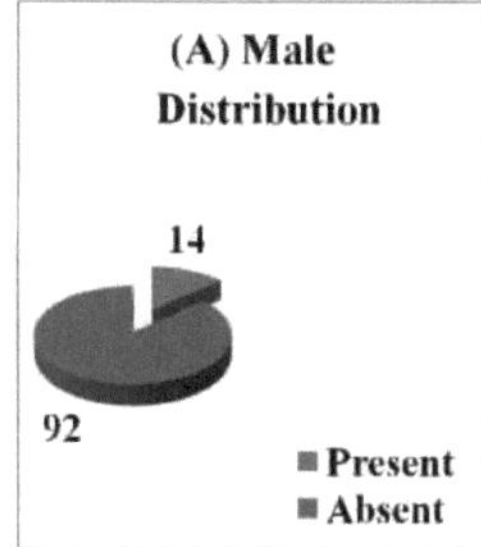

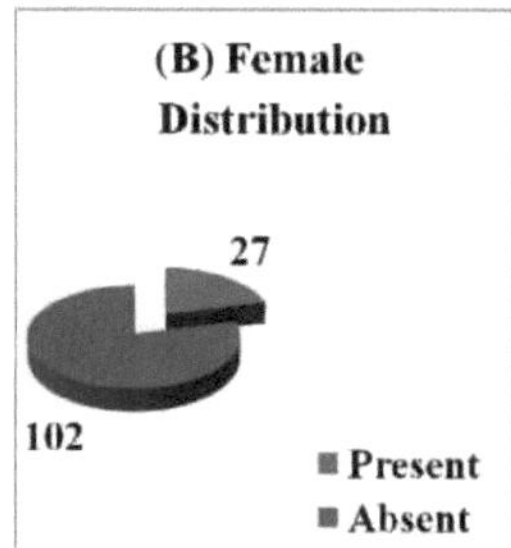

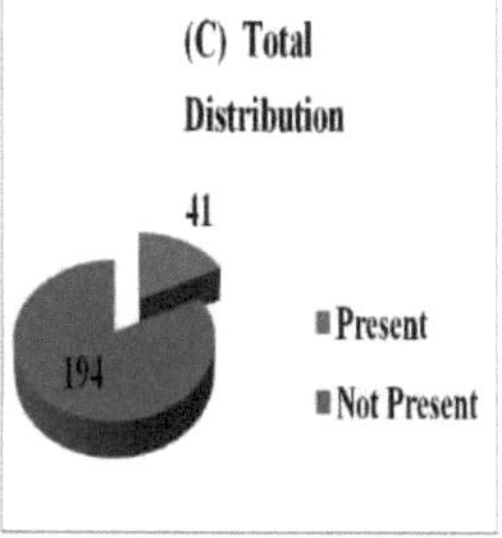

Figura No.4b: Gráficos de tartes (A), (B) e (C) que mostram a distribuição dos indivíduos com Diabetes mellitus nos indivíduos do estudo de acordo com os casos antigos e novos de Diabetes mellitus

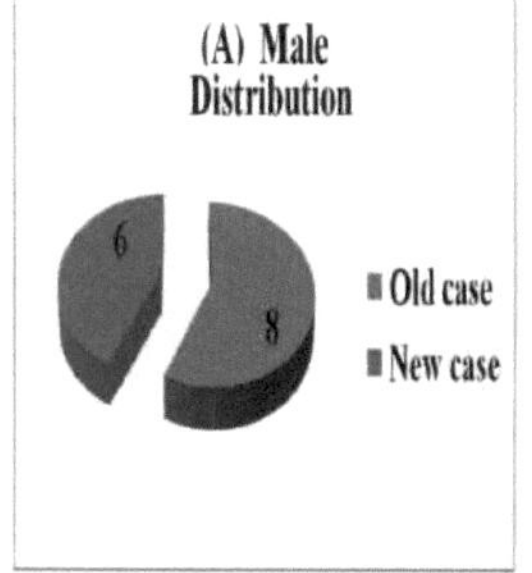

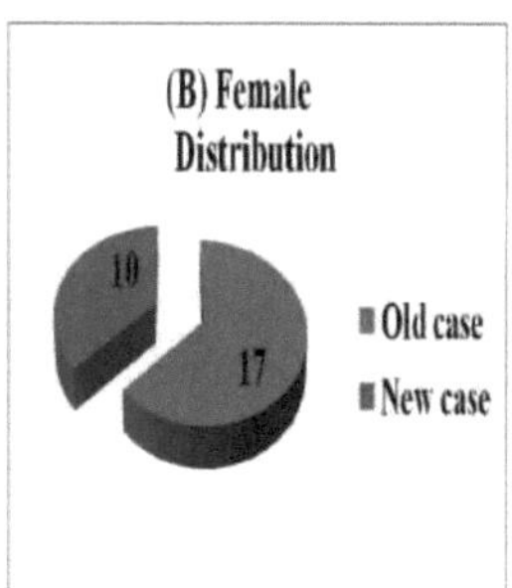

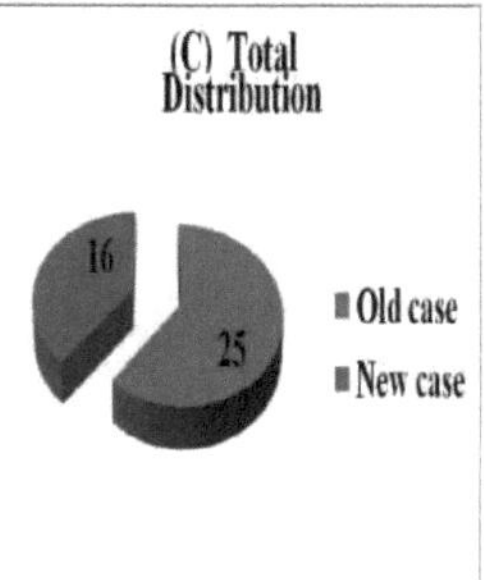

A obesidade foi observada neste estudo com base no Índice de Massa Corporal (IMC) e na Relação Cintura:Anca (RCQ):

Índice de Massa Corporal (IMC): Foi encontrado um aumento do IMC em 10,21% dos indivíduos do estudo, indicando uma prevalência de obesidade de 10,21%. Entre os homens, o aumento do IMC foi encontrado em 6,6%, indicando uma prevalência de 6,6%. Entre as mulheres, o aumento do IMC foi encontrado em 13,18%, indicando uma prevalência de 13,18%. A prevalência da obesidade foi maior no sexo feminino (13,18%) do que no sexo masculino (6,6%), de acordo com o IMC (Tabela No.14a).

Relação cintura-quadril (RCQ): Verificou-se um aumento da RCQ em 33,19% dos indivíduos do estudo, o que indica uma prevalência de obesidade de 33,19%. Entre os homens, o aumento da RCQ foi encontrado em 22,64% dos indivíduos, indicando uma prevalência de 22,64%. Entre as mulheres, o aumento da RCQ foi encontrado em 41,86%, indicando uma prevalência de 41,86%. A prevalência da obesidade foi maior no sexo feminino (41,86%) do que no masculino (22,64%), de acordo com a RCQ (Tabela 14b).

Tabela No.l4a: Distribuição dos indivíduos do estudo de acordo com a Obesidade {(A) Índice de massa corporal (IMC)}

Body mass index (BMI) (Obesity: BMI ≥30 for both sex)	Male (n=106)	Female (n=129)	Total (n=235)
Normal (<30)	99 (46.92%) (93.4%)	112 (53.08%) (86.82%)	211 (100%) (89.79%)
Increased (≥30)	7 (29.17%) (6.6%)	17 (70.83%) (13.18%)	24 (100%) (10.21%)
Total	106 (45.11%) (100%)	129 (54.89%) (100%)	235 (100%) (100%)

Tabela No.l4b: Distribuição dos indivíduos do estudo de acordo com a Obesidade {(B) Rácio cintura:anca (RCQ)}

Waist:Hip ratio (WHR) (Increased WHR= ≥0.9 for Male and ≥0.85 for Female)	Male (n=106)	Female (n=129)	Total (n=235)
Normal	82 (52.23%) (77.36%)	75 (47.77%) (58.14%)	157 (100%) (66.81%)
Increased	24 (30.77%) (22.64%)	54 (69.23%) (41.86%)	78 (100%) (33.19%)
Total	106 (45.11%) (100%)	129 (54.89%) (100%)	235 (100%) (100%)

A hipertensão estava presente em 29,36% dos indivíduos do estudo, indicando uma prevalência de 29,36%. Entre os homens, a hipertensão estava presente em 26,42%, indicando uma prevalência de 26,42%. Entre as mulheres, a hipertensão estava presente em 31,78%, indicando uma prevalência de 31,78%. A prevalência da hipertensão foi maior no sexo feminino (31,78%) do que no masculino (26,42%) (Tabela 15).

Medição da tensão arterial:

(i) Sistólica - O intervalo foi de 60-116 mm Hg. A média foi de 80 mm de Hg. O S.D. foi de ±19,52.

(ii) Diastólica - O intervalo foi de 90-220 mm Hg. A média foi de 125 mm de Hg. O S.D. foi de ±11,29.

Tabela No.15: Distribuição dos sujeitos do estudo de acordo com a Hipertensão

Hypertension (Increased Blood pressure= ≥140/90 mm of Hg)	Male (n=106)	Female (n=129)	Total (n=235)
Present	28 (40.58%) (26.42%)	41 (59.42%) (31.78%)	69 (100%) (29.36%)
Not Present	78 (46.99%) (73.58%)	88 (53.01%) (68.22%)	166 (100%) (70.64%)
Total	106 (45.11%) (100%)	129 (54.89%) (100%)	235 (100%) (100%)

A hipercolesterolemia estava presente em 10,21% dos indivíduos do estudo, indicando uma prevalência de 10,21%. Entre os homens, a hipercolesterolemia estava presente em 9,43%, indicando uma prevalência de 9,43%. Entre as mulheres, a hipercolesterolemia estava presente em 10,85%, indicando uma prevalência de 10,85%. A prevalência da hipercolesterolemia foi maior no sexo feminino (10,85%) do que no sexo masculino (9,43%) (Tabela 16).

Medições do colesterol no sangue: O intervalo foi de 121-352 mg/dl. A média foi de 173 mg/dl. O S.D. foi de ±31,71.

Tabela No.16: Distribuição dos sujeitos do estudo de acordo com Hipercolesterolemia

Hypercholesterolaemia	Male (n=106)	Female (n=129)	Total (n=235)
Present	10 (41.67%) (9.43%)	14 (58.33%) (10.85%)	24 (100%) (10.21%)
Not Present	96 (45.5%) (90.57%)	115 (54.5%) (89.15%)	211 (100%) (89.79%)
Total	106 (45.11%) (100%)	129 (54.89%) (100%)	235 (100%) (100%)

A consciencialização sobre a diabetes mellitus estava presente em 7,66% dos indivíduos do estudo. Entre os homens, o conhecimento estava presente em 6,6%. Entre as mulheres, o conhecimento estava presente em 8,53%. A sensibilização para a diabetes mellitus foi maior no sexo feminino (8,53%) do que no masculino (6,6%) (Tabela 17).

Tabela No.17: Distribuição dos sujeitos do estudo de acordo com a Consciência sobre a Diabetes mellitus

Awareness about Diabetes mellitus	Male (n=106)	Female (n=129)	Total (n=235)
Present	7 (38.89%) (6.6%)	11 (61.11%) (8.53%)	18 (100%) (7.66%)
Not Present	99 (45.62%) (93.4%)	118 (54.38%) (91.47%)	217 (100%) (92.34%)
Total	106 (45.11%) (100%)	129 (54.89%) (100%)	235 (100%) (100%)

(Nota: Qualquer indivíduo dos sujeitos do estudo que pudesse responder a pelo menos duas das seis perguntas seguintes foi considerado como "consciente" da diabetes mellitus, neste estudo)

Associações estatísticas da diabetes mellitus com as variáveis:

a. Foi observada uma associação estatística significativa da diabetes mellitus com a idade (Tabela nº 18), o estado civil (Tabela nº 23), o consumo de tabaco (Tabela nº 26), o consumo de álcool (Tabela nº 27), o exercício físico (Tabela nº 28), a dieta {vegetais verdes (Tabela nº 29d); frutas (Tabela nº 29e); junk foods(Tabela nº 29f)}, história familiar de diabetes mellitus (Tabela nº 30), obesidade {IMC (Tabela nº 31a); RCQ (Tabela nº 31B)}, hipertensão (Tabela nº 32), hipercolesterolemia (Tabela nº 33), uma vez que a diferença da prevalência de diabetes mellitus segundo estas variáveis foi estatisticamente significativa.

b. Não foi observada associação estatística da diabetes mellitus com o sexo (Tabela nº 19), religião (Tabela nº 20), casta (Tabela nº 21), educação (Tabela nº 22), ocupação (Tabela nº 24), rendimento mensal per capita (Tabela nº 25) e dieta {dieta vegetariana (Tabela No.29a); produtos lácteos (Tabela No.29b); proteínas animais (Tabela No.29c); óleos (Tabela No.29g)}, uma vez que a diferença da prevalência de diabetes mellitus de acordo com estas variáveis não foi estatisticamente significativa.

Tabela No.18: Distribuição dos casos de diabetes mellitus de acordo com a idade

Age group (in years)	Diabetes mellitus		Total	Statistical association
	Present	Not Present		
35-44	7 (7.69%) (17.07%)	84 (92.31%) (43.3%)	91(100%) (38.72%)	d.f.=3 Chi-Square value=19.496. p-value=<0.05.
45-54	12 (15.79%) (29.27%)	64 (84.21%) (33%)	76 (100%) (32.34%)	
55-64	10 (27.03%) (24.39%)	27 (72.97%) (13.91%)	37 (100%) (15.74%)	
65+	12 (38.71%) (29.27%)	19 (61.29%) (9.79%)	31 (100%) (13.2%)	
Total	41 (17.45%) (100%)	194 (82.55%) (100%)	n=235 (100%) (100%)	

Tabela No.19: Distribuição dos casos de diabetes mellitus segundo o sexo

Sex	Diabetes mellitus		Total	Statistical association
	Present	Not Present		
Male	14(13.21%) (34.15%)	92 (86.79%) (47.42%)	106 (100%) (45.11%)	d.f=1 Chi-Square value=2.421 p-value= >0.05.
Female	27(20.93%) (65.85%)	102 (79.07%) (52.58%)	129 (100%) (54.89%)	
Total	41(17.45%) (100%)	194 (82.55%) (100%)	n=235 (100%) (100%)	

Tabela n.º 20: Distribuição dos casos de diabetes mellitus segundo a religião

Religion	Diabetes mellitus		Total	Statistical association
	Present	Not Present		
Hindu	33 (16.5%) (80.49%)	167 (83.5%) (86.08%)	200 (100%) (85.11%)	d.f.=2 Chi-Square value =1.035 p-value=>0.05.
Muslim	6 (21.43%) (14.63%)	22 (78.57%) (11.34%)	28 (100%) (11.91%)	
Christian	2 (28.57%) (4.88%)	5 (71.43%) (2.58%)	7 (100%) (2.98%)	
Total	41 (17.45%) (100%)	194 (82.55%) (100%)	n=235 (100%) (100%)	

Tabela n.º 21: Distribuição dos casos de diabetes mellitus segundo a casta

Caste	Diabetes mellitus		Total	Statistical association
	Present	Not Present		
SC	6 (12%) (14.634%)	44 (88%) (22.68%)	50 (100%) (21.28%)	d.f.=3 Chi-Square value=1.361 *p*-value=>0.05.
ST	1 (16.67%) (2.439%)	5 (83.33%) (2.58%)	6 (100%) (2.55%)	
OBC	7 (20%) (17.073%)	28 (80%) (14.43%)	35 (100%) (14.89%)	
General	27 (18.75%) (65.854%)	117 (81.25%) (60.31%)	144 (100%) (61.28%)	
Total	41 (17.45%) (100%)	194 (82.55%) (100%)	n=235 (100%) (100%)	

Tabela n.º 22: Distribuição dos casos de diabetes mellitus segundo as habilitações literárias

Education	Diabetes mellitus		Total	Statistical association
	Present	Not Present		
Illiterate	12(18.75%) (29.268%)	52 (81.25%) (26.804%)	64 (100%) (27.23%)	d.f.=5 Chi-Square value=0.599 *p*-value=>0.05.
Primary	9 (15.79%) (21.951%)	48 (84.21%) (24.742%)	57 (100%) (24.26%)	
Middle	11 (17.46%) (26.829%)	52 (82.54%) (26.804%)	63 (100%) (26.81%)	
Secondary	4 (17.39%) (9.756%)	19 (82.61%) (9.79%)	23 (100%) (9.79%)	
Higher Secondary	3 (17.65%) (7.317%)	14 (82.35%) (7.22%)	17 (100%) (7.23%)	
≥Graduate	2 (18.18%) (4.878%)	9 (82.61%) (4.64%)	11 (100%) (4.68%)	
Total	41 (17.45%) (100%)	194 (82.55%) (100%)	n=235 (100%) (100%)	

Tabela n.º 23: Distribuição dos casos de diabetes mellitus segundo o estado civil

Marital status	Diabetes mellitus		Total	Statistical association
	Present	Not Present		
Married	28 (14.07%) (68.293%)	171 (85.93%) (88.144%)	199 (100%) (84.68%)	d.f.=3 Chi-Square value=43.516 *p*-value=<0.05.
Unmarried	5 (27.78%) (12.195%)	13 (72.22%) (6.701%)	18 (100%) (7.66%)	
Divorced /Separated	2 (33.33%) (4.878%)	4 (66.67%) (2.062%)	6 (100%) (2.55%)	
Widower /Widow	6 (50%) (14.634%)	6 (50%) (3.093%)	12 (100%) (5.11%)	
Total	41(17.45%) (100%)	194 (82.55%) (100%)	n =235 (100%) (100%)	

Tabela n.º 24: Distribuição dos casos de diabetes mellitus segundo a profissão

Occupation	Diabetes mellitus		Total	Statistical association
	Present	Not Present		
Employed	12 (12.9%) (29.27%)	81 (87.1%) (41.75%)	93 (100%) (39.57%)	d.f.=1 Chi-Square value=2.204 *p*-value= >0.05.
Unemployed	29 (20.42%) (70.73%)	113 (79.58%) (58.25%)	142 (100%) (60.43%)	
Total	41 (17.45%) (100%)	194 (82.55%) (100%)	n=235 (100%) (100%)	

Tabela n.º 25: Distribuição dos casos de diabetes mellitus segundo o rendimento mensal per capita (de acordo com a escala de Prasad modificada, 2008)

Per capita income (in Rs.)	Diabetes mellitus		Total	Statistical association
	Present	Not Present		
<480 (Class-V)	2 (11.11%) (4.88%)	16 (88.89%) (8.25%)	18 (100%) (7.66%)	d.f.=4 Chi-Square value=3.052 *p*-value=>0.05.
480-959 (Class-IV)	8 (17.02%) (19.51%)	39 (82.98%) (20.1%)	47 (100%) (20%)	
960-1599 (Class-III)	13 (22.41%) (31.71%)	45 (77.59%) (23.2%)	58 (100%) (24.68%)	
1600-3199 (Class-II)	12 (13.79%) (29.27%)	75 (86.21%) (38.66%)	87 (100%) (37.02%)	

≥3200 (Class-I)	6 (24%) (14.63%)	19 (76%) (9.79%)	25 (100%) (10.64%)	
Total	41 (17.45%) (100%)	194 (82.55%) (100%)	n=235 (100%) (100%)	

Tabela n.º 26: Distribuição dos casos com Diabetes mellitus segundo o consumo de tabaco

Tobacco use	Diabetes mellitus		Total	Statistical association
	Present	Not Present		
Tobacco user	25(21.74%) (60.98%)	90 (78.26%) (46.39%)	115 (100%) (48.94%)	d.f.=2 Chi-Square value=9.272 p-value=<0.05.
Ex-tobacco user	7 (31.82%) (17.07%)	15 (68.18%) (7.73%)	22 (100%) (9.36%)	
Non-tobacco user	9 (9.18%) (21.95%)	89 (90.82%) (45.88%)	98 (100%) (41.7%)	
Total	41(17.45%) (100%)	194 (82.55%) (100%)	n=235 (100%) (100%)	

Tabela n.º 27: Distribuição dos casos com Diabetes mellitus segundo o consumo de álcool

Alcohol use	Diabetes mellitus		Total	Statistical association
	Present	Not Present		
Alcohol user	7 (25.93%) (17.073%)	20 (74.07%) (10.31%)	27 (100%) (11.49%)	d.f.=2 Chi-Square value=11.533 p-value=<0.05.
Ex-alcohol user	6 (50%) (14.634%)	6 (50%) (3.09%)	12 (100%) (5.11%)	
Non-alcohol user	28 (14.29%) (68.293%)	168 (85.71%) (86.6%)	196 (100%) (83.4%)	
Total	41 (17.45%) (100%)	194 (82.55%) (100%)	n=235 (100%) (100%)	

Tabela n.º 28: Distribuição dos casos com Diabetes mellitus segundo o exercício físico

Physical exercise	Diabetes mellitus		Total	Statistical association
	Present	Not Present		
Yes	19 (10.61%) (46.34%)	160 (89.39%) (82.47%)	179 (100%) (76.17%)	d.f.=1 Chi-Square value=24.345 *p*-value= <0.05.
No	22 (39.29%) (53.66%)	34 (60.71%) (17.53%)	56 (100%) (23.83%)	
Total	41 (17.45%) (100%)	194 (82.55%) (100%)	n=235(100%) (100%)	

Tabela No. 29a: Distribuição dos casos de diabetes mellitus de acordo com a dieta (dieta vegetariana)

Diet (Vegetarian diet)	Diabetes mellitus		Total	Statistical association
	Present	Not Present		
Yes	2 (15.38%) (4.88%)	11 (84.62%) (5.67%)	13 (100%) (5.53%)	d.f.=1 Chi-Square value=0.0414 *p*-value= >0.05.
No	39(17.57%) (95.12%)	183 (82.43%) (94.33%)	222 (100%) (94.47%)	
Total	41(17.45%) (100%)	194 (82.55%) (100%)	n=235 (100%) (100%)	

Tabela No. 29b: Distribuição dos casos com Diabetes mellitus segundo a dieta (produtos lácteos)

Diet (Milk products)	Diabetes mellitus		Total	Statistical association
	Present	Not Present		
Yes	40 (17.54%) (97.56%)	188 (82.56%) (96.91%)	228 (100%) (97.02%)	d.f.=1 Chi-Square value=0.08 (Yates corrected) *p*-value= >0.05.
No	1 (14.29%) (2.44%)	6 (85.71%) (3.09%)	7 (100%) (2.98%)	
Total	41(17.45%) (100%)	194(82.55%) (100%)	n=235(100%) (100%)	

Tabela No. 29c: Distribuição dos Casos com Diabetes mellitus de acordo com a Dieta (Proteínas animais)

Diet (Animal proteins)	Diabetes mellitus		Total	Statistical association
	Present	Not Present		
Yes	37(17.79%) (90.24%)	171 (82.21%) (88.14%)	208 (100%) (88.51%)	d.f.=1 Chi-Square value=0.01 (Yates corrected) p-value= >0.05.
No	4 (14.81%) (9.76%)	23 (85.19%) (11.86%)	27 (100%) (11.49%)	
Total	41(17.45%) (100%)	194 (82.55%) (100%)	n=235 (100%) (100%)	

Tabela No. 29d: Distribuição dos Casos com Diabetes mellitus de acordo com a Dieta (Vegetais verdes)

Diet (Green vegetables)	Diabetes mellitus		Total	Statistical association
	Present	Not Present		
Yes	34 (15.45%) (82.93%)	186 (84.55%) (95.88%)	220 (100%) (93.62%)	d.f.=1 Chi-Square value=9.5 p-value= <0.05.
No	7(46.67%) (17.07%)	8 (53.33%) (4.12%)	15 (100%) (6.38%)	
Total	41 (17.45%) (100%)	194 (82.55%) (100%)	235 (100%) (100%)	

Tabela No. 29e: Distribuição dos Casos com Diabetes mellitus de acordo com a Dieta (Frutas)

Diet (Fruits)	Diabetes mellitus		Total	Statistical association
	Present	Not Present		
Yes	13 (10.83%) (31.71%)	107 (89.17%) (55.15%)	120 (100%) (51.06%)	d.f.=1 Chi-Square value=7.45 p-value= <0.05.
No	28 (24.35%) (68.29%)	87 (75.65%) (44.85%)	115 (100%) (48.94%)	
Total	41 (17.45%) (100%)	194 (82.55%) (100%)	n=235(100%) (100%)	

Tabela No. 29f: Distribuição dos Casos com Diabetes mellitus de acordo com a Dieta (Junk foods)

Diet (Junk foods)	Diabetes mellitus		Total	Statistical association
	Present	Not Present		
Yes	7 (41.18%) (17.07%)	10 (58.82%) (5.15%)	17 (100%) (7.23%)	d.f.=1 Chi-Square value=7.165 p-value= <0.05.
No	34 (15.6%) (82.93%)	184 (84.4%) (94.85%)	218 (100%) (92.77%)	
Total	41 (17.45%) (100%)	194 (82.55%) (100%)	n=235(100%) (100%)	

Tabela No. 29g: Distribuição dos Casos com Diabetes mellitus segundo a Dieta (Óleos)

Diet (Oils)	Diabetes mellitus		Total	Statistical association
	Present	Not Present		
Mustard only	35 (21.21%) (85.36%)	130 (78.79%) (67.01%)	165 (100%) (70.21%)	d.f.=2 Chi-Square value=5.492 p-value=>0.05.
Sunflower only	2 (6.9%) (4.88%)	27 (93.1%) (13.92%)	29 (100%) (12.34%)	
Mixed	4 (9.76%) (9.76%)	37 (90.24%) (19.07%)	41 (100%) (17.45%)	
Total	41 (17.45%) (100%)	194(82.55%) (100%)	n=235 (100%) (100%)	

Tabela n.º 30: Distribuição dos casos com Diabetes mellitus de acordo com a história familiar de Diabetes mellitus

Family history of Diabetes mellitus	Diabetes mellitus		Total	Statistical association
	Present	Not Present		
Yes	20 (32.26%) (48.78%)	42 (67.74%) (21.65%)	62 (100%) (26.38%)	d.f.=1. Chi-Square value=12.83 p-value= <0.05.
No	21 (12.14%) (51.22%)	152 (87.86%) (78.35%)	173 (100%) (73.62%)	
Total	41 (17.45%) (100%)	194 (82.55%) (100%)	n=235 (100%) (100%)	

Tabela No. 31a: Distribuição dos Casos com Diabetes mellitus de acordo com a Obesidade (Índice de Massa Corporal ou IMC)

Body Mass Index (BMI)	Diabetes mellitus		Total	Statistical association
	Present	Not Present		
≥30	9 (37.5%) (21.95%)	15 (62.5%) (7.73%)	24 (100%) (10.21%)	d.f.=1 Chi-Square value=7.46 *p*-value= <0.05.
<30	32(15.17%) (78.05%)	179 (84.83%) (92.27%)	211 (100%) (89.79%)	
Total	41(17.45%) (100%)	194 (82.55%) (100%)	n=235 (100%) (100%)	

Tabela No. 31b: Distribuição dos Casos com Diabetes mellitus de acordo com a Obesidade (Rácio Cintura:Anca ou RCQ)

Waist:Hip Ratio(WHR)	Diabetes mellitus		Total	Statistical association
	Present	Not Present		
Increased	19 (24.36%) (46.34%)	59 (75.64%) (30.41%)	78(100%) (33.19%)	d.f.=1 Chi-Square value=3.87 *p*-value= <0.05.
Normal	22 (14.01%) (53.66%)	135 (85.99%) (69.59%)	157 (100%) (66.81%)	
Total	41 (17.45%) (100%)	194 (82.55%) (100%)	n=235 (100%) (100%)	

Tabela n.º 32: Distribuição dos casos com Diabetes mellitus segundo a Hipertensão

Hypertension (Increased blood pressure=≥140 mm of Hg)	Diabetes mellitus		Total	Statistical association
	Present	Not Present		
Present	22 (31.88%) (53.66%)	47 (68.12%) (24.23%)	69 (100%) (29.36%)	d.f.=1 Chi-Square value=14.14 *p*-value= <0.05.
Not Present	19 (11.45%) (46.34%)	147 (88.55%) (75.77%)	166 (100%) (70.64%)	
Total	41 (17.45%) (100%)	194 (82.55%) (100%)	n=235 (100%) (100%)	

Tabela n.º 33: Distribuição dos casos de diabetes mellitus segundo a hipercolesterolemia

Hypercholesterolaemia (Increased blood cholesterol level=≥240 mg/dl)	Diabetes mellitus		Total	Statistical association
	Present	Not Present		
Present	12 (50%) (29.27%)	12 (50%) (6.19%)	24 (100%) (10.21%)	d.f.=1 Chi-Square value=19.67 *p*-value= <0.05.
Not Present	29 (13.74%) (70.73%)	182 (86.26%) (93.81%)	211 (100%) (89.79%)	
Total	41 (17.45%) (100%)	194 (82.55%) (100%)	n=235 (100%) (100%)	

CAPÍTULO 5

Discussão

Prevalência de Diabetes mellitus

No presente estudo, a prevalência de diabetes mellitus foi de 17,45% (homens-13,21% e mulheres-20,93%).

No estudo Survey of Diabetes, Hypertension and Chronic Disease Risk Factors[12] ,que foi um estudo transversal e descritivo , com uma amostragem estratificada em vários estágios, em 1397 indivíduos com mais de 19 anos de idade e realizado no município de Villa Nueva, departamento de Guatemala. os achados foram - no geral, 8% dos participantes apresentaram diabetes mellitus (inclui indivíduos previamente diagnosticados, com glicemia de jejum igual ou superior a 126 mg·dL ou com 2h-OGTT igual ou superior a 200 mg^dL,); a prevalência de diabetes encontrada foi semelhante à taxa relatada na Cidade do México (8.7%) e maior que as taxas encontradas em outras cidades da América Latina, como La Paz, Bolívia (5,7%); Santiago, Chile (6,5%); Bogotá, Colômbia (7,4%); e Assunção, Paraguai (6,5%).

(a) No estudo[12] , o número de participantes foi de 1397 indivíduos com mais de 19 anos de idade.

No presente estudo, o tamanho da amostra foi de 235 indivíduos≥35 anos de idade.

Conclusões: O menor tamanho da amostra e a seleção do grupo etário≥35 anos neste presente estudo podem ser responsáveis por uma maior prevalência de diabetes mellitus neste estudo realizado por mim.

(b) O estudo[12] foi realizado em 2007.

O presente estudo foi realizado entre outubro de 2011 e março de 2012.

Conclusão: A diferença de mais de 4 anos entre o estudo acima mencionado e o presente estudo pode ser responsável por uma maior prevalência de diabetes mellitus no presente estudo. Isto confirma que a prevalência da diabetes mellitus está a aumentar com o tempo.

(c) O estudo[12] foi realizado em 2007 no município de Villa Nueva, Guatemala.

O presente estudo foi realizado numa comunidade de bairros de lata da cidade de Calcutá (bairro de lata de Chetla), que é altamente urbanizada.

Conclusão: A diferença do nível de urbanização entre o local do estudo acima mencionado e o local do presente estudo pode ser responsável por uma maior prevalência de Diabetes mellitus no presente estudo.

No presente estudo, a prevalência de diabetes mellitus foi de 17,45% (homens-13,21% e mulheres-20,93%).

No estudo Survey of Diabetes, Hypertension and Chronic Disease Risk Factors (Inquérito sobre a Diabetes, a Hipertensão e os Factores de Risco de Doenças Crónicas)[13] , que consistiu num inquérito transversal aos agregados familiares, com uma amostragem aleatória por grupos, estratificada e em várias fases, com um total de 2 439 pessoas com 20 ou mais anos de idade que foram entrevistadas e foram colhidas amostras de sangue completas a 1 629 pessoas, os resultados foram os seguintes: - 13,1% foi a prevalência global da diabetes entre os adultos com 20 ou mais anos de idade em todo o país. 8,3% dos homens tinham diabetes 17,6% das mulheres tinham diabetes.

(a) No estudo[13] , o número de participantes foi um total de 2 439 pessoas com 20 anos ou mais e foram colhidas amostras de sangue completas de 1 629 pessoas.

No presente estudo, o tamanho da amostra foi de 235 indivíduos com idade≥35 anos.

Conclusões: A menor dimensão da amostra e a seleção do grupo etário≥35 anos no presente estudo poderão ser responsáveis por uma maior prevalência de diabetes mellitus no presente estudo.

(b) O estudo[13] foi realizado durante o período de novembro de 2005 a julho de 2006.

O presente estudo foi realizado entre outubro de 2011 e março de 2012.

Conclusão: A diferença de mais de 5 anos entre o estudo acima mencionado e o presente estudo pode ser responsável por uma maior prevalência de diabetes mellitus neste estudo realizado por mim. Isto confirma que a prevalência da diabetes mellitus está a aumentar com o tempo.

(c) O estudo[13] , foi efectuado nos distritos habitados pelo grupo étnico, o que indica que o estudo foi realizado na zona rural.

O presente estudo foi realizado numa comunidade de bairros de lata de Calcutá (bairro de lata de Chetla), que é altamente urbanizada.

Conclusão: A diferença de local entre o estudo acima mencionado e o presente estudo pode ser responsável por uma maior prevalência de diabetes mellitus no presente estudo, devido aos efeitos negativos da urbanização da área do estudo por mim conduzido.

2 (A). No presente estudo, a prevalência de diabetes mellitus foi de 17,45% (homens-13,21% e mulheres-20,93%).

No estudo Current Status of Diabetes in India and Need for Novel Therapeutic Agents (Situação atual da diabetes na Índia e necessidade de novos agentes terapêuticos)[14] , Ramachandran et al. referiram que a prevalência normalizada para a idade da diabetes e da tolerância à glicose diminuída (IGT) na Índia urbana em 2000 era de 12,1% e 14,0%, respetivamente, sem diferença entre os sexos.

(a) O estudo[14] indicou que a prevalência da diabetes mellitus na Índia urbana era de 12,1% em 2000.

O presente estudo foi realizado entre outubro de 2011 e março de 2012.

Conclusão: A diferença de mais de 11 anos entre o estudo acima mencionado e o presente estudo pode ser responsável por uma maior prevalência de diabetes mellitus no presente estudo. Isto confirma que a prevalência da diabetes mellitus está a aumentar com o tempo.

(b) O estudo[14] referia que a prevalência da diabetes mellitus na Índia urbana era de 12,1% em 2000 e mencionava também que relatórios mais recentes de várias partes da Índia mostravam novos aumentos da prevalência da diabetes nas zonas urbanas.

O presente estudo foi realizado numa comunidade de bairros de lata de Calcutá (bairro de lata de Chetla), que é altamente urbanizada.

Conclusão: A diferença da prevalência da diabetes mellitus entre o estudo acima mencionado e o presente estudo apoia a tendência ascendente e crescente da prevalência da diabetes mellitus na área urbana da Índia.

(c) (No presente estudo, a prevalência de diabetes mellitus foi de 17,45% (homens-13,21% e mulheres-20,93%).

No estudo Rising prevalence of NIDDM in an urban population in India[19] , que foi um estudo transversal realizado em 1994-1995 com um total de 2183 indivíduos, 1081 homens e 1102 mulheres, com uma média de idades de 40 ± 12 anos, 5 anos mais tarde, na mesma área urbana que um inquérito realizado em 1988-1989, na cidade de Madras, no Sul da Índia, os resultados foram os seguintes: a prevalência padronizada por idade da diabetes aumentou para 11,6%, de 8,2% em 1989, e a IGT foi de 9,1%, semelhante a 8,7% em 1989.

(a) No estudo[19] , o número de participantes foi de 2183 indivíduos, 1081 homens e 1102 mulheres, com uma idade média de 40±12 anos.

No presente estudo, o tamanho da amostra foi de 235 indivíduos≥35 anos de idade.

Conclusão: A menor dimensão da amostra no presente estudo pode ser responsável por uma maior prevalência de diabetes mellitus.

(b) O estudo[19] foi efectuado em 1994-1995.

O presente estudo foi realizado entre outubro de 2011 e março de 2012.

Conclusão: A diferença de mais de 16 anos entre o estudo acima mencionado e o presente pode ser responsável pela maior prevalência de diabetes mellitus no presente estudo. Isto confirma que a prevalência da diabetes mellitus está a aumentar com o tempo.

(c) O estudo[19] foi realizado numa população urbana da Índia.

O presente estudo foi realizado numa comunidade de bairros de lata da cidade de Calcutá (bairro de lata de Chetla), que é altamente urbanizada.

Conclusão: A diferença de prevalência da diabetes mellitus entre o estudo acima mencionado e o presente estudo apoia a tendência ascendente e crescente da prevalência da diabetes mellitus na área urbana da Índia.

Factores de risco:

(1) Consumo de tabaco:

1. No presente estudo, a prevalência da diabetes mellitus foi mais elevada na categoria dos ex-tobagistas, seguida de um declínio gradual na categoria dos utilizadores de tabaco e mais baixa na categoria dos não utilizadores de tabaco.

Num estudo de coorte prospetivo[15] sobre o consumo de cigarros e a diabetes mellitus realizado entre 1959 e 1972 pela American Cancer Society, em que voluntários recrutaram mais de um milhão de conhecidos em 25 estados dos EUA, observou-se que a taxa de diabetes aumentava, tanto nos homens como nas mulheres, com o aumento do consumo de tabaco; entre os que fumavam > ou = 2 maços por dia no início do estudo, os homens tinham uma taxa de diabetes 45% mais elevada do que os homens que nunca tinham fumado; o aumento comparável para as mulheres era de 74%; deixar de fumar reduziu a taxa de diabetes para a dos não fumadores após 5 anos nas mulheres e após 10 anos nos homens; parecia provável uma relação dose-resposta entre o tabagismo e a incidência de diabetes.

A menor dimensão da amostra no presente estudo pode ser responsável pela maior prevalência de diabetes mellitus na categoria de ex-toxicodependentes, seguida de um declínio gradual na categoria de consumidores de tabaco e a menor na categoria de não consumidores de tabaco no presente estudo. Tal pode dever-se a uma maior duração do consumo de tabaco na categoria de ex-toxicodependentes entre os participantes no estudo.

(b) No estudo[15] , a categorização foi efectuada de acordo com o número de cigarros/bidis fumados por dia.

No presente estudo, não foi possível efetuar a categorização de acordo com o número de cigarros/bidis fumados por dia e/ou a frequência da ingestão de tabaco sob qualquer outra forma e de acordo com a duração do consumo de tabaco nas categorias de consumidores de tabaco e de ex-consumidores de tabaco.

Conclusão: Poderá também ser responsável pelos resultados do presente estudo que revelam uma maior prevalência de diabetes mellitus na categoria de ex-toxicodependentes, seguida de um declínio gradual na categoria de consumidores de tabaco e a mais baixa na categoria de não consumidores de tabaco, o que não corrobora o estudo acima referido.

O presente estudo foi um estudo observacional transversal

Conclusão: A maior prevalência de diabetes mellitus na categoria de ex-consumidores de tabaco, seguida de um declínio gradual na categoria de consumidores de tabaco e a mais baixa na categoria de não consumidores de tabaco, pode ser responsável pelos resultados do presente estudo, que não corroboram o estudo acima mencionado.

2. No presente estudo, a prevalência da diabetes mellitus foi mais elevada na categoria dos ex-toxicodependentes, seguida de um declínio gradual na categoria dos consumidores de tabaco e mais baixa na categoria dos não consumidores de tabaco, tendo os homens sido mais numerosos nas categorias dos consumidores de tabaco e dos ex-toxicodependentes e as mulheres mais numerosas na categoria dos não consumidores de tabaco.

No estudo "Smoking cessation and diabetes control in Kerala, India: an urgent need for health education" (Cessação do tabagismo e controlo da diabetes em Kerala, Índia: uma necessidade urgente de educação para a saúde)[16] , as conclusões foram as seguintes: estudos realizados em várias partes da Índia relataram um aumento constante da prevalência da diabetes, que passou de 2% na década de 1970 para >15% no início da década de 2000; as taxas mais elevadas de prevalência da diabetes verificam-se nos estados do sul da Índia; o estado de Kerala, no sul do país, relatou a prevalência mais elevada de diabetes, 16.2%; vários estudos prospectivos indicaram que o consumo de cigarros é um fator de risco independente e modificável para a diabetes; os fumadores actuais apresentam um risco 2,1 vezes superior de desenvolver diabetes em comparação com os não fumadores num estudo realizado numa população saudável; num estudo prospetivo, 25% dos fumadores desenvolveram diabetes ao fim de 5 anos, em comparação com 14% dos que nunca fumaram; a prevalência do consumo de tabaco na Índia e no estado de Kerala é elevada. Na Índia, 47% dos homens e 14% das mulheres com idade ≥15 anos fumam ou consomem tabaco sem combustão (tabaco de mascar); em Kerala, a prevalência do tabagismo atual entre os homens no grupo etário ≥15 anos foi estimada em 36%, em comparação com 33% no conjunto da Índia; o tabagismo entre as mulheres era baixo na Índia (1,4%) e em Kerala (0,1%).

(a) No estudo[16] , a correlação positiva entre o consumo de tabaco e a diabetes mellitus foi observada no caso da Índia e de Kerala, um estado indiano onde a prevalência do tabagismo e da diabetes mellitus é elevada.

No presente estudo, a prevalência mais elevada de diabetes mellitus foi encontrada na categoria dos ex-tabagistas, seguida de um declínio gradual na categoria dos utilizadores de tabaco e a mais baixa na categoria dos não utilizadores de tabaco.

Conclusão: No presente estudo, a constatação de uma maior prevalência de diabetes mellitus na categoria de ex-tabagistas, seguida de um declínio gradual na categoria de utilizadores de tabaco e a menor na categoria de não utilizadores de tabaco, corrobora parcialmente esta conclusão.

A prevalência mais elevada de diabetes mellitus foi encontrada na categoria de ex-toxicodependentes no presente estudo, o que poderá dever-se a uma maior duração do consumo de tabaco na categoria de ex-toxicodependentes entre os indivíduos do estudo.

(b) No estudo[16] , observou-se que a prevalência do consumo de tabaco era maior nos homens do que nas mulheres.

No presente estudo, verificou-se que os homens são mais numerosos nas categorias de consumidores de tabaco e de ex-consumidores de tabaco e que as mulheres são mais numerosas na categoria de não consumidores de tabaco, o que indica que a prevalência do consumo de tabaco é maior nos homens do que nas mulheres.

Conclusão: Assim, os resultados do estudo[16] e do presente estudo são quase semelhantes.

(2) Alcoolismo/consumo de álcool:

1. No presente estudo, a prevalência de Diabetes mellitus foi mais elevada na categoria de ex-consumidores de álcool, seguida de um declínio gradual na categoria de consumidores de álcool e mais baixa na categoria de não consumidores de álcool, tendo o sexo masculino sido mais elevado nas categorias de consumidores de álcool e de ex-consumidores de álcool e o sexo feminino mais elevado na categoria de não consumidores de álcool entre os indivíduos do estudo.

No estudo The risk for Alcohol abuse, Depression, and Diabetes multimorbidity in the American Indian and Alaska Native population[17] , as conclusões foram as seguintes: - não houve associação entre o consumo de álcool e a prevalência ou incidência de diabetes; foi encontrada uma relação entre o consumo de álcool e a hipertensão; no entanto, outros estudos de base populacional concluíram que o consumo elevado de álcool aumentava o risco de desenvolver diabetes tipo 2 (Carlsson et al, 2000; Holbrook, Barrett-Connor, & Wingard, 1990; Howard, Arnsten, & Gourevitch, 2004; Kao, Puddey, Boland, Watson, & Brancati, 2001), enquanto que o consumo moderado de álcool não demonstrou aumentar o risco (Kao et al.) e, de facto, pode ter algum valor protetor (Anderson, 2001; Kao et al, Howard et al.); foram observadas diferenças no risco em homens e mulheres (Saremi et al.), com grande parte da investigação anterior a incidir sobre os homens (Carlsson et al., Conigrave et al., 2001; Perreira & Sloan, 2002; Wei, Gibbons, Mitchell, Kampert, & Blair, 2000); na sua meta-análise do efeito do consumo de álcool na diabetes, Howard et al. concluíram que os indivíduos que consomem 3 ou mais bebidas alcoólicas por dia têm um risco 43% maior de diabetes.

(a) No estudo[17] , verificou-se que um consumo elevado de álcool aumentava o risco de desenvolver diabetes de tipo 2. No presente estudo, a prevalência mais elevada de diabetes mellitus foi encontrada na categoria de ex-consumidores de álcool, seguida de um declínio gradual na categoria de consumidores de álcool e a mais baixa na categoria de não consumidores de álcool.

Conclusão: No presente estudo, a constatação de uma maior prevalência de diabetes mellitus na categoria de ex-consumidores de álcool, seguida de um declínio gradual na categoria de consumidores de álcool e a menor na categoria de não consumidores de tabaco, corrobora parcialmente esta constatação.

A constatação de uma maior prevalência de diabetes mellitus na categoria de ex-tabagistas no presente estudo pode dever-se a uma maior duração do consumo de álcool na categoria de ex-tabagistas.

(b) No estudo[17] , não foi encontrada qualquer referência à prevalência do consumo de álcool entre homens e mulheres.

No presente estudo, verificou-se que os homens eram mais numerosos nas categorias de consumidores de álcool e de ex-consumidores de álcool e que as mulheres eram mais numerosas na categoria de não consumidores de álcool, o que indica que a prevalência do consumo de álcool era maior nos homens do que nas mulheres.

Conclusão: Uma vez que não foi feita qualquer referência à prevalência do consumo de álcool entre homens e mulheres no estudo[17] , não foi possível efetuar qualquer comparação entre os resultados desse estudo e os do presente estudo.

2. No presente estudo, a prevalência da diabetes mellitus foi mais elevada na categoria dos ex-consumidores de álcool, seguida de um declínio gradual na categoria dos consumidores de álcool e mais baixa na categoria dos não consumidores de álcool, tendo o sexo masculino sido mais elevado nas categorias dos consumidores de álcool e dos ex-consumidores de álcool e o sexo feminino mais elevado na categoria dos não consumidores de álcool.

No estudo Risk Factors of Diabetes Mellitus in Rural Puducherry[21] , que foi um estudo transversal em duas aldeias de Puducherry, na Índia, com 1403 indivíduos com mais de 25 anos de duas aldeias durante janeiro de 2007 a abril de 2008, as conclusões foram as seguintes: não houve associação entre o consumo de álcool e a prevalência de diabetes; a literatura mostrou uma associação variada entre o álcool e a diabetes, como uma associação em forma de U, um efeito de proteção linear, um efeito de proteção apenas a um nível baixo de consumo de álcool e um risco acrescido de desenvolvimento de diabetes em níveis crescentes de álcool.

(a) No estudo[21] , verificou-se que o efeito de proteção linear, o efeito de proteção apenas a um nível baixo de consumo de álcool e o aumento do risco de desenvolvimento de diabetes em níveis crescentes de álcool.

No presente estudo, a prevalência mais elevada de diabetes mellitus foi encontrada na categoria de ex-consumidores de álcool, seguida de um declínio gradual na categoria de consumidores de álcool e a mais baixa na categoria de consumidores de álcool.

Conclusão: No presente estudo, a constatação de uma maior prevalência de diabetes mellitus na categoria de ex-consumidores de álcool, seguida de um declínio gradual na categoria de consumidores de álcool e a mais baixa na categoria de não consumidores de tabaco, não corrobora esta constatação.

No presente estudo, a prevalência mais elevada de diabetes mellitus foi encontrada na categoria de ex-toxicodependentes. Tal pode dever-se a uma maior duração do consumo de álcool na categoria de ex-toxicodependentes entre os indivíduos do estudo.

(b) O estudo[21] foi realizado entre janeiro de 2007 e abril de 2008 e a dimensão da amostra foi de 1403.

O presente estudo foi realizado entre outubro de 2011 e março de 2012 e a dimensão da amostra foi de 235.

Conclusão: Por conseguinte, os resultados da prevalência mais elevada de diabetes mellitus na categoria de ex-consumidores de álcool, seguida de um declínio gradual na categoria de consumidores de álcool e a mais baixa na categoria de não consumidores de tabaco no presente estudo, não estão de acordo com o presente estudo devido a um intervalo de tempo superior a 4 anos e a uma menor dimensão da amostra do presente estudo em comparação com o estudo .[21]

(3) Exercício físico

1. No presente estudo, a prevalência de diabetes mellitus foi maior nos indivíduos que não praticavam exercício físico e menor nos indivíduos que praticavam exercício físico entre os sujeitos do estudo.

No estudo, Physical activity, body mass index, and diabetes risk in men: a prospective study[22] , que foi um estudo de coorte prospetivo que utilizou modelos de riscos proporcionais de Cox para calcular razões de risco (HRs) e intervalos de confiança (CIs) de 95% de diabetes incidente em 20.757 homens sem diabetes na linha de base, a conclusão foi - que os homens activos com IMCs normais e com excesso de peso tinham riscos de diabetes mais baixos do que os seus homólogos inactivos, mas não se observou qualquer diferença por atividade semanal nos homens obesos; o IMC elevado é um fator-chave do risco de diabetes, com uma atenuação relativamente modesta por atividade.

No estudo[22] , verificou-se que os homens activos com IMC normal e com excesso de peso apresentavam menores riscos de diabetes do que os seus homólogos inactivos.

No presente estudo, a prevalência de diabetes mellitus foi maior nos indivíduos que não praticavam exercício físico e menor nos indivíduos que praticavam exercício físico entre os sujeitos do estudo...

Conclusão: As conclusões do estudo[22] apoiam parcialmente as conclusões de que a prevalência da Diabetes mellitus era maior nos indivíduos que não praticavam exercício físico e menor nos indivíduos que praticavam exercício físico. nos indivíduos do estudo.

Existem duas diferenças entre o estudo[22] e o presente estudo.

(i) o IMC era uma variável independente do estudo, juntamente com a atividade física, que não estavam presentes no estudo .[22]

(ii) o desenho deste estudo foi uma coorte prospetiva de diabetes incidente em 20.757 homens sem diabetes na linha de base e o presente estudo foi um estudo observacional transversal com 235 participantes (ambos os sexos).

2. No presente estudo, a prevalência de diabetes mellitus foi maior nos indivíduos que não praticavam exercício físico e menor nos indivíduos que praticavam exercício físico entre os

sujeitos do estudo.

No estudo Indian Diabetes Prevention Programme (IDPP) The Indian Diabetes Prevention Programme shows that lifestyle modification and metformin prevent type 2 diabetes in Asian Indian subjects with impaired glucose tolerance (IDPP-1)[23] , que foi um estudo prospetivo de base comunitária realizado durante 3 anos com 531 (421 homens 110 mulheres) indivíduos antes de agosto de 2005, a conclusão foi - que a modificação do estilo de vida envolvendo atividade física moderada, mas consistente, e modificação da dieta ajudou a prevenir a diabetes mesmo nos indianos asiáticos, que tinham um risco elevado de desenvolver diabetes.

No estudo[23] , verificou-se que a modificação do estilo de vida, envolvendo uma atividade física moderada, mas consistente, e a modificação da dieta ajudam a prevenir a diabetes, mesmo nos indianos asiáticos, que têm um elevado risco de desenvolver diabetes.

No presente estudo, a prevalência de diabetes mellitus foi maior nos indivíduos que não praticavam exercício físico e menor nos indivíduos que praticavam exercício físico entre os sujeitos do estudo.

Conclusão: Os resultados do estudo[23] , foram quase semelhantes aos resultados do presente estudo.

Existem duas diferenças entre o estudo[23] e o presente estudo

(i) este estudo foi realizado durante 3 anos antes de 2005 e o presente estudo foi realizado de outubro de 2011 a março de 2012.

(ii) o desenho deste estudo foi uma coorte prospetiva com 531 (421 homens 110 mulheres) indivíduos e o presente estudo foi um estudo observacional transversal com 235 participantes (ambos os sexos).

(4) Obesidade

1. No presente estudo, a prevalência da Diabetes mellitus foi maior nos indivíduos que tinham obesidade do que nos indivíduos que não tinham obesidade.

Num estudo sobre a diabetes mellitus e a obesidade[24] , concluiu-se que, apesar de uma predisposição hereditária para desenvolver diabetes ser provavelmente o fator individual mais importante que conduz ao desenvolvimento de diabetes clínica, a obesidade, actuando como um fator diabetogénico, foi provavelmente um fator crítico no aparecimento da diabetes em muitos casos.

No estudo[24] , verificou-se que a obesidade, actuando como um fator diabetogénico, era provavelmente um fator crítico no aparecimento da diabetes em muitos casos.

No presente estudo, as conclusões de que a prevalência da diabetes mellitus era maior nos indivíduos que tinham obesidade do que nos indivíduos que não tinham obesidade entre os sujeitos do estudo. O estudo de Joyce D. Baird, Department of Medicine, University of Edinburgh, Western General Hospital, Edinburgh, concluiu que a prevalência de diabetes mellitus era maior nos indivíduos com obesidade do que nos indivíduos sem obesidade.

2. No presente estudo, a prevalência da diabetes mellitus foi maior nos indivíduos com obesidade do que nos indivíduos sem obesidade e verificou-se que a obesidade tem uma relação estatística significativa com a diabetes mellitus.

No estudo "Relationship between Generalized and Upper Body Obesity to Insulin Resistance in Asian Indian Men" (Relação entre a Obesidade Generalizada e a Obesidade da Parte Superior do Corpo e a Resistência à Insulina em Homens Indianos Asiáticos)[25] , as conclusões foram as seguintes: - Um dos factores que contribuem para a resistência à insulina é a obesidade; os indianos asiáticos estão predispostos a desenvolver resistência à insulina, com base nas caraterísticas habituais desta síndrome; Estas incluíam uma prevalência relativamente elevada de diabetes de tipo 2, uma tendência para a obesidade troncular, uma frequência aumentada de hiperinsulinemia em jejum e outros indicadores metabólicos de resistência à insulina; isto implicava que a obesidade era um fator que contribuía para a resistência à insulina (aumenta a probabilidade de desenvolver diabetes mellitus) e que a própria obesidade era um fator associado à diabetes mellitus de tipo 2.

No estudo[25] , as conclusões de que a obesidade era um fator que contribuía para a resistência à insulina (aumenta a possibilidade de desenvolver diabetes mellitus) e de que a própria obesidade era um fator associado à diabetes mellitus de tipo 2 corroboram as conclusões do presente estudo, segundo as quais a prevalência da diabetes mellitus era maior nos indivíduos com obesidade do que nos indivíduos sem obesidade na população estudada e a obesidade tinha uma relação estatística significativa com a diabetes mellitus.

(5) Hipertensão

1. No presente estudo, a prevalência de diabetes mellitus foi maior nos indivíduos com hipertensão do que nos indivíduos sem hipertensão, e verificou-se que a hipertensão tem uma relação estatística significativa com a diabetes mellitus.

No estudo Hypertension in Diabetes Study (HDS): I. Prevalência de hipertensão em doentes recém-diagnosticados com diabetes tipo 2 e associação com factores de risco para complicações cardiovasculares e diabéticas[26] , que foi um estudo transversal com doentes recém-diagnosticados com diabetes tipo 2 (n = 3648, idade média de 52 anos, 59% homens), os resultados foram os seguintes: - a hipertensão era comum em doentes recém-diagnosticados com diabetes tipo 2 e estava associada à obesidade; a associação entre hipertensão e níveis mais elevados de triglicéridos e de insulina pode ser secundária à obesidade nesta população; a associação entre hipertensão e complicações cardiovasculares já era evidente aquando do diagnóstico da diabetes.

No estudo[26] , a constatação de que a hipertensão era comum na diabetes de tipo 2 recentemente diagnosticada e estava associada à obesidade apoia as conclusões do estudo por mim conduzido, segundo o qual a prevalência da diabetes mellitus era maior nos indivíduos que tinham hipertensão do que nos indivíduos que não tinham hipertensão na população estudada, tendo-se verificado que a hipertensão tinha uma relação estatística significativa com a diabetes mellitus.

2. No presente estudo, a prevalência de diabetes mellitus foi maior nos indivíduos com hipertensão do que nos indivíduos sem hipertensão, e verificou-se que a hipertensão tem uma relação estatística significativa com a diabetes mellitus.

No estudo Prevalence ofDiagnosed and Undiagnosed Diabetes and Hypertension in India-Results from the Screening India's Twin Epidemic (SITE) Study[27] , que foi um estudo observacional, transversal, multicêntrico, não intervencional, realizado na Índia durante 2009-2010, com um total de 15.662 pacientes de 807 centros em oito estados com idade ≥18 anos, não grávidas, os resultados foram - um total de 3.227 (20.6%) dos pacientes do estudo tinham diabetes e hipertensão, com o maior número relatado em Maharashtra (28,8%, n = 531) e dos 7.212 pacientes com hipertensão, a diabetes era coincidente em 3.227 (44,7%) pacientes e dos 5.427 pacientes com diabetes, a hipertensão foi relatada em mais da metade (59,5%) dos pacientes e quase metade dos pacientes hipertensos tinha diabetes, enquanto mais da metade dos pacientes com diabetes tinha hipertensão.

No estudo[27] , a constatação de que quase metade dos pacientes hipertensos tinham diabetes, enquanto mais de metade dos pacientes com diabetes tinham hipertensão, apoia as conclusões do presente estudo de que a prevalência de diabetes mellitus era maior nos indivíduos que tinham hipertensão do que nos indivíduos que não tinham hipertensão nos indivíduos do estudo e que se verificou que a hipertensão tinha uma relação estatística significativa com a diabetes mellitus.

(6) Hipercolesterolemia:

1. No presente estudo, a prevalência de diabetes mellitus foi maior nos indivíduos que tinham hipercolesterolemia do que nos indivíduos que não tinham hipercolesterolemia e verificou-se que a hipercolesterolemia tinha uma relação estatística significativa com a diabetes mellitus.

No estudo Hypercholesterolemia in undiagnosed non-insulin-dependent diabetes in southern Taiwan[28] , que foi realizado para investigar a prevalência de hipercolesterolemia entre indivíduos com diabetes e intolerância à glicose, de acordo com as diretrizes do National Cholesterol Education Program (Adult Treatment Panel II, ATP II) e que consistiu em 2090 indivíduos (856 homens, 1234 mulheres) com 30 anos ou mais do distrito de Sun-Ming da cidade de Kaohsiung, os resultados foram: - a frequência de colesterol total elevado em indivíduos do sexo feminino com tolerância anormal à glicose é significativamente maior do que naqueles com tolerância normal à glicose (NGT) e apenas os indivíduos do sexo masculino com NIDDM não diagnosticada (UDDM) apresentaram uma taxa de hipercolesterolemia estatisticamente mais elevada do que aqueles com NGT.

No estudo[28] , a constatação de que a frequência de colesterol total elevado em indivíduos do sexo feminino com tolerância anormal à glucose é significativamente maior do que nos indivíduos com tolerância normal à glucose (TNG) e que apenas os indivíduos do sexo masculino com DMNID não diagnosticada (DMNDU) apresentaram uma taxa de hipercolesterolemia estatisticamente mais elevada do que os indivíduos com TNG apoia as As conclusões do estudo por mim efectuado, segundo as quais a prevalência da Diabetes mellitus é maior nos indivíduos que têm hipercolesterolemia do que nos indivíduos que não têm hipercolesterolemia na população estudada, tendo-se verificado que a hipertensão tem uma relação estatística significativa com a Diabetes mellitus.

2. No presente estudo, a prevalência de diabetes mellitus foi maior nos indivíduos que tinham hipercolesterolemia do que nos indivíduos que não tinham hipercolesterolemia nos indivíduos do estudo e verificou-se que a hipercolesterolemia tinha uma relação estatística significativa com a diabetes mellitus.

No estudo High prevalence of type 2 diabetes mellitus and other metabolic disorders in rural Central Kerala[29] , que foi um inquérito transversal realizado entre 1990 adultos (mulheres: 1149; homens: 841) de dois Panchayat Wards em Venmony Panchayat, Chengannur Taluk, Kerala, Índia em 2007, os resultados foram - ajustados para a idade e o sexo, a DM foi significativamente associada a uma história familiar positiva de DM [Odds ratio: 2.81; 95% CI (2.04-3.86)], estatuto socioeconómico elevado [1.43; (1.041.95)], obesidade central [3.91; (1.77-8.64)], hipercolesterolemia [1.93; (1.42-2.62)], e hipertensão [1.71; (1.24-2.37)].

No estudo[29] , a constatação de que, ajustada para a idade e o sexo, a DM estava significativamente associada a história familiar positiva de DM [Odds ratio: 2,81; IC 95% (2,04-3,86)], estatuto socioeconómico elevado [1,43; (1,04-1,95)], obesidade central [3,91; (1,77-8,64)], hipercolesterolemia [1,93; (1,42-2,62)] e hipertensão [1,71; (1,24-2.37)] corrobora os resultados do presente estudo, segundo os quais a prevalência de diabetes mellitus era maior nos indivíduos com hipercolesterolemia do que nos indivíduos sem hipercolesterolemia, tendo-se verificado que a hipertensão tinha uma associação estatística significativa com a diabetes mellitus.

(7) História familiar de Diabetes mellitus

1. No presente estudo, a prevalência de diabetes mellitus foi maior naqueles com história familiar de diabetes mellitus e houve associação estatística significativa de diabetes mellitus com história familiar de diabetes mellitus e observou-se que a diferença de prevalência de diabetes mellitus entre aqueles que tinham história familiar de diabetes mellitus e aqueles que não tinham, foi estatisticamente significativa.

No estudo História familiar de diabetes e caraterísticas clínicas em indivíduos gregos com diabetes tipo 2[30] , que foi um estudo para estimar a prevalência da história familiar de T2D em pacientes gregos e para avaliar o seu potencial efeito no controlo metabólico do paciente e na presença de complicações diabéticas, de um total de 1.473 indivíduos com diabetes tipo 2 que frequentaram a clínica ambulatória de diabetes do seu hospital de janeiro de 2003 a dezembro de 2007, os resultados foram - da população total do estudo, 53,6% (789) relataram uma história familiar de diabetes. A prevalência de diabetes na mãe, no pai e noutros familiares que não os pais foi de 27,7 (n = 408), 11,0 (n = 162) e 10,7% (n = 158), respetivamente. 184 doentes referiram mais do que um familiar diabético (12,5%). O presente estudo mostrou um excesso de transmissão materna de T2D numa amostra de doentes diabéticos gregos. No entanto, não foi encontrada qualquer influência diferente entre a diabetes materna e paterna nas caraterísticas clínicas dos doentes diabéticos, exceto nos níveis de colesterol LDL e na presença de hipertensão. A presença de uma história familiar de diabetes resultou num início precoce da doença na descendência.

No estudo[30] , a constatação de que, do total da população estudada, 53,6% (789) referiram uma história familiar de diabetes, apoia as conclusões do presente estudo de que a prevalência da diabetes mellitus era maior nos indivíduos com história familiar de diabetes mellitus e que existia uma associação estatística significativa entre a diabetes mellitus e a história familiar de diabetes mellitus, tendo-se observado que a diferença da prevalência da diabetes mellitus entre os indivíduos com história familiar de diabetes mellitus e os que não tinham era estatisticamente significativa.

Existem as seguintes três diferenças entre o estudo[30] e o presente estudo

(i) o estudo[30] foi realizado com pacientes atendidos no ambulatório de diabetes do seu hospital de janeiro de 2003 a dezembro de 2007 e o presente estudo foi realizado de outubro de 2011 a março de 2012.

(ii) o estudo[30] foi um estudo de base clínica e o presente estudo foi um estudo de base comunitária realizado num bairro de lata urbano.

(iii) o estudo[30] recrutou um total de 1.473 indivíduos e o presente estudo foi realizado com 235 pessoas.

2. No presente estudo, verificou-se uma associação estatística significativa da diabetes mellitus com a história familiar de diabetes mellitus e observou-se que a diferença da prevalência de diabetes mellitus entre os que tinham história familiar de diabetes mellitus e os que não tinham era estatisticamente significativa.

No estudo Familial aggregation of type 2 (non-insulin-dependent) diabetes mellitus in south India; absence of excess maternal transmission[31] , que consistiu num estudo destinado a determinar se a transmissão materna excessiva da diabetes de tipo 2 era de baixa prevalência, através de um inquérito por questionário a 976 doentes diabéticos de tipo 2 do sul da Índia, os resultados foram os seguintes: - em 450 famílias (46,1%), não foi registada qualquer história parental de diabetes. Em 423 famílias com um progenitor diabético, 222 pais (52,5%) e 201 (47,5%) mães eram diabéticos. Nas restantes 103 (10,6%) famílias, ambos os pais eram diabéticos; A idade do diagnóstico de diabetes nos probandos foi inferior à dos seus pais diabéticos ($p < 0,001$): além disso, o aumento da história parental de diabetes foi associado a um diagnóstico mais precoce de diabetes nos probandos ($p < 0,001$); Estes resultados sublinham a extensa agregação familiar da diabetes tipo 2 nesta população.

No estudo[31] , a constatação da extensa agregação familiar de diabetes tipo 2 nesta população apoia os resultados do presente estudo, segundo os quais houve uma associação estatística significativa entre a diabetes mellitus e a história familiar de diabetes mellitus e observou-se que a diferença da prevalência de diabetes mellitus entre os que tinham história familiar de diabetes mellitus e os que não tinham era estatisticamente significativa.

Existem duas diferenças entre o estudo[31] e o presente estudo

(i) o estudo[31] foi realizado com 976 doentes diabéticos de tipo 2 do Sul da Índia e o presente estudo foi realizado com 235 indivíduos.

(ii) o estudo[31] foi um inquérito por questionário e o presente estudo foi um estudo observacional transversal de base comunitária.

CAPÍTULO 6

Resumo

Entre o total de 235 indivíduos do estudo, o número de homens foi de 106 (45,11%) e o número de mulheres foi de 129 (54,89%). As mulheres eram em maior número. O número mais elevado registou-se no grupo etário dos 35-44 anos (38,72%), seguido de um decréscimo gradual nos grupos etários dos 45-54 anos (32,34%) e dos 55-64 anos (15,74%), sendo o menor no grupo etário dos 65 anos ou mais (13,2%).

O maior número de indivíduos do estudo eram hindus (85,11%), seguidos de muçulmanos (11,91%) e cristãos (2,98%).

O maior número de indivíduos do estudo pertencia à categoria Geral (61,28%), seguido de um número gradualmente decrescente nas categorias SC (21,28%), OBC (14,89%) e ST (2,55%).

O número mais elevado de indivíduos do estudo pertencia à categoria de analfabetos (27,23%), seguido de um decréscimo gradual das categorias de ensino médio (26,81%), primário (24,26%), secundário (9,79%) e superior (7,23%) e ≥graduação (4,68%). Os homens são mais escolarizados do que as mulheres. Não foi encontrado nenhum sujeito do estudo com o estatuto de "Apenas alfabetizado".

O maior número de indivíduos do estudo pertencia à categoria dos Casados (84,68%), seguido de um número gradualmente decrescente nas categorias dos Solteiros (7,66%), Viúvos (5,11%) e Divorciados/Separados (2,55%). Os homens eram mais numerosos nas categorias Casado, Solteiro e Divorciado/Separado, e as mulheres eram mais numerosas na categoria Viúvo/Viúva.

60,43% dos indivíduos do estudo pertenciam à categoria de Desempregados e 39,57% à categoria de Empregados. Os homens eram mais numerosos na categoria de Empregados (82,08%) e as mulheres mais numerosas na categoria de Desempregados (95,35%).

O maior número de indivíduos do estudo (37,02%) estava na categoria de renda per capita mensal de Rs. 1600 - 3199 (Classe-II), seguido por um número gradualmente decrescente em Rs. 960 - 1599 (Classe-III) (24,68%), Rs. 480 - 959 (Classe-IV) (20%) e ≥Rs. 3200 (10,64%) (Classe-I) e < Rs. 480 (Classe-V) (7,66%) categorias de renda per capita por mês. Os indivíduos do sexo masculino tinham mais renda per capita por mês do que os indivíduos do sexo feminino entre os sujeitos do estudo.

Os homens eram mais numerosos do que as mulheres nas categorias de consumidores de tabaco (66,04%) e de álcool (23,59%) e nas categorias de ex-consumidores de tabaco (10,38%) e ex-consumidores de álcool (8,49%). Assim, a dependência era maior no género masculino.

O maior número de indivíduos do estudo praticava exercício físico (76,17%) e o menor número de indivíduos não praticava exercício físico (23,83%). Os homens (77,36%) praticam mais exercício físico do que as mulheres (75,19%).

A ingestão de dieta vegetariana, frutas e óleo de mostarda foi maior no sexo feminino. A ingestão de produtos lácteos, proteínas animais, legumes verdes, comida de plástico, óleos de girassol e óleos mistos foi maior nos homens.

A história familiar de hipertensão arterial e doença isquémica do coração foi maior no sexo masculino. A história familiar de diabetes mellitus e acidentes vasculares cerebrais foi maior no sexo feminino.

A prevalência da diabetes mellitus entre o total de indivíduos do estudo foi de 17,45%, com uma prevalência de 20,93% entre as mulheres e de 13,21% entre os homens. Os casos novos e os casos antigos representavam 39,02% e 60,98%, respetivamente, do total de casos de diabetes mellitus.

A prevalência de obesidade foi maior no sexo feminino do que no masculino de acordo com o IMC {feminino (13,18%); masculino (6,6%)} e de acordo com a RCQ {feminino (41,86%); masculino (22,64%)}.

A prevalência de hipertensão e hipercolesterolemia foi maior no sexo feminino do que no masculino {hipertensão: sexo feminino (31,78%); sexo masculino (26,42%)} e {hipercolesterolemia: sexo feminino (10,85%); sexo masculino (9,43%)}.

A sensibilização para a diabetes mellitus foi maior nas mulheres (8,53%) do que nos homens (6,6%).

Foi observada uma associação estatística significativa entre a diabetes mellitus e a idade, o estado civil, o consumo de tabaco, o consumo de álcool, o exercício físico, a alimentação (legumes verdes, frutas, junk food), a história familiar de diabetes mellitus, a obesidade (IMC, RCQ), a hipertensão e a hipercolesterolemia.

Não foi observada associação estatística da diabetes mellitus com o sexo, religião, casta, educação, ocupação, rendimento mensal per capita e dieta (dieta vegetariana, produtos lácteos, proteínas animais, óleos).

CAPÍTULO 7

Recomendações

(1) Aconselhamento à população em estudo relativamente à modificação do estilo de vida:

(i) conselhos para deixar de fumar, se não for possível, para travar drasticamente o vício do consumo de tabaco e de álcool (população predominantemente masculina).

(ii) conselhos para reduzir o peso corporal (obesidade) através do controlo da dieta e da prática regular de exercício físico e de caminhadas (população predominantemente feminina).

(iii) conselhos para utilizar o mínimo de óleo (óleo de girassol/misto) para cozinhar e para evitar completamente a comida de plástico.

(iv) conselhos para aumentar a ingestão de vegetais verdes e frutos pelo seu efeito protetor.

(v) conselhos para cultivar hábitos e comportamentos de vida saudáveis.

(2) As pessoas que sofriam de diabetes mellitus/hipertensão/doença cardíaca isquémica/acidente vascular cerebral e as que não sofriam de nenhuma destas doenças com/sem antecedentes familiares destas doenças, isoladamente ou em combinação, entre os sujeitos do estudo, tinham sido aconselhadas a frequentar a clínica de estilo de vida no Centro de Saúde Urbano, Chetla (uma clínica especializada realizada todas as terças-feiras com dedicação e cuidado), para um controlo regular e acompanhamento, incluindo conselhos dietéticos pelo nutricionista e exame de sangue para açúcar e colesterol ou mais, conforme aconselhado pelo especialista.

(3) Os funcionários no terreno e o nutricionista do Centro de Saúde Urbano de Chetla foram aconselhados a efetuar visitas domiciliárias regulares para sensibilizar a comunidade dos bairros de lata de Chetla para a diabetes mellitus e os seus efeitos nocivos, através de IEC e FGD.

Referências

1. Misra A, Pandey RM, Devi JR, Sharma R, et al. High prevalence of diabetes, obesity and dyslipidaemia in urban slum population in northern India. *Int J Obes RelatMetab Disord*, 2001; 25: 1722-1729.

2. OMS Apoiado pelo MoHFW, Índia Base de dados nacional de doenças cardiovasculares Diabetes e níveis de glicose no sangue na população indiana. Autocolante n.º: SE/04/233208 IC HEALTH Capítulo - Diabetes e níveis de glicose no sangue na população indiana.

3. Organização Mundial de Saúde. Programa de Diabetes; http ://www.who.int/diabetes/facts/world_figures/index5 .html.

4. Diabetes Mellitus In: Princípios de Medicina Interna de Harrison: Fauci S, Longo L, editores. 17th ed.USA: McGraw-Hill companies; 2008. Capítulo 338. pp.2275-2304.

5. OMS. Definição e diagnóstico da diabetes mellitus e da hiperglicemia intermédia. *Relatório de uma consulta OMS/FID. Genebra:* OMS; 2006.

6. Mohan V, Sandeep S, Deepa R, Shah B, Varghese C. Epidemiology of type 2 diabetes: Indian scenario. *Indian J Med Res* 125,2007; pp 217-30.

7. OMS. Circunferência da cintura e rácio cintura-quadril: Report of a WHO Expert Consultation Geneva, 8-11 December 2008.

8. Roth GA, Fihn SD, Mokdad AH, Aekplakorn W et al. Colesterol sérico total elevado, cobertura de medicação e controlo terapêutico: uma análise dos dados do inquérito nacional sobre exames de saúde de oito países. *Boletim do Órgão Mundial de Saúde* 2011;89:92-101.

9. OMS, Departamento de Saúde Mental e Dependência de Substâncias, Grupo de Doenças Não Transmissíveis e Saúde Mental. International Guide for Monitoring Alcohol Consumption And Related Harm. Genebra: OMS; 2000.

10. Ministério da Saúde e do Bem-Estar Familiar, Governo da Índia. Inquérito global sobre o tabaco nos adultos (GATS) - Ficha informativa - Índia: 2009-2010.

11. Park K. Obesity. In: Livro de Texto de Park sobre Medicina Preventiva e Social. 21st ed. Jabalpur, Índia: M/s Banarasidas Bhanot; 2011. chapter.6, pp.366-70.

12. Organização Pan-Americana da Saúde. Survey of Diabetes, Hypertension, and Chronic disease Risk factors. Washington, D.C.: OPAS; 2007.

13. Organização Pan-Americana da Saúde. Survey of Diabetes, Hypertension and Chronic Disease Risk Factors, Washington, D.C.: OPAS; 2009.

14. Ramachandran A, Das AK, Joshi SR, Yajnik CS et al. Situação atual da diabetes na Índia e necessidade de novos agentes terapêuticos. *Suplemento ao J Assoc of Physicians of India* 2010; vol.. 58.

15. Will JC, Galuska DA, Ford ES, Mokdad A et al. Cigarette smoking and diabetes mellitus: evidence of a positive association from a large prospective cohort study. *International Journal of Epidemiology* 2001;30:540-546.

16. Thresia C. U., Thankappan K. R. e M. Nichter M. Smoking cessation and diabetes control in Kerala, India: an urgent need for health education. Health Educ. Res. (2009) 24 (5): 839-845.

17. Tann SS, Yabiku ST, Okamoto SK e Yanow J. Triadd: The Risk for Alcohol abuse, Depression, and Diabetes Multimorbidity in the American Indian and Alaska native population. *Am Indian AlskNative Ment Health Res*. 2007 ; 14(1): 1-23.

18. Sítio Web oficial da Corporação Municipal de Calcutá - https://www.kmcgov.in/KMCPortal/jsp/KMCWard.jsp.

19. Ramachandran A, Snehalatha C, Latha E, Vijay V, Viswanathan M.

Aumento da prevalência de NIDDM numa população urbana da Índia. 1997 *Diabetologia 40(2)* 232-237.

20. Parashar SSL. Principles of Sociology in Health Care, Section4- vol.4, Chapter 113, page 612. In Textbook on Public Health and Community Medicine .

21. Majgi SM, Soudarssanane BM, Roy G, Das AK. Risk Factors of Diabetes Mellitus in Rural Puducherry. *Online J Health Allied Scs.* 2012;11(1):4.

22. Siegel LC, Sesso HD, Bowman TS, Lee IM, Manson JE, Gaziano JM.

Atividade física, índice de massa corporal e risco de diabetes nos homens: um estudo prospetivo. *Am J Med.* 2009 Dec;122(12):1115-21.

23. Ramachandran A, Snehalatha C, Mary S, Mukesh B, Bhaskar AD, Vijay V. The Indian Diabetes Prevention Programme shows that lifestyle modification and metformin prevent type 2 diabetes in Asian Indian subjects with impaired glucose tolerance (IDPP-1). *Diabetologia.* 2006; 49(2):289-97.

24. Baird J D. Diabetes mellitus and obesity 1973; *Proc. Nutr.* SOC, 32, 199.

25. Chandalia M, Nicola A, Abhimanyu G, Stray-Gundersen J, e Grundi SM. Relationship between Generalized and Upper Body Obesity to Insulin Resistance in Asian Indian Men. *jcem.endojournals.org* 1999; 84 (7): 2329.

26. [Hypertension in Diabetes Study (HDS): I. Prevalência de hipertensão em pacientes diabéticos tipo 2 recém-apresentados e a associação com factores de risco para complicações cardiovasculares e diabéticas. *J Hypertens.* 1993;11(3):309-17.

27. Joshi SR, Saboo B, Vadivale M, M.Med., Dani SI, Mithal A, et al. Prevalência de diabetes e hipertensão diagnosticadas e não diagnosticadas na Índia - Resultados do estudo Screening India's Twin Epidemic (SITE). *Diabetes Tech Thera* .Volume 14, Número 1,2012.

28. Chang CJ, Shin SJ, Lee WL, Lee YJ, Horng NC, Liu HW. Hypercholesterolemia in undiagnosed non-insulin-dependent diabetes in southern Taiwan. *Kaohsiung J Med Sci.* 1996 ;12(4):221-8.

29. Vijayakumar G, Arun R, Kutty VR. High prevalence of type 2 diabetes mellitus and other metabolic disorders in rural Central Kerala. *J Assoc Physicians India.* 2009;57:563-7.

30. Papazafiropoulou A, Sotiropoulos A, Skliros E, Kardara M, et al. Familial history of diabetes and clinical characteristics in Greek subjects with type 2 diabetes. *BMC Endocrine Disorders* 2009; 9:12.

31. Viswanathan M, McCarthy MI, Snehalatha C, Hitman GA, et al. Familial aggregation of type 2 (non-insulin-dependent) diabetes mellitus in south India; absence of excess maternal transmission. *Diabet Med.* 1996;13(3):232-7.

32. OMS Alwan A, Armstrong T, Bettcher D, Branca F, et al Biblioteca da OMS Dados de Catalogação-na-Publicação Relatório sobre o estado global das doenças não transmissíveis 2010; ISBN 978 92 4 156422 9 (classificação NLM: WT 500) ISBN 978 92 4 068645 8 (PDF).

33. CDC Annis AM, Caulder MS, Cook ML, Duquette D. Family history, diabetes, and other demographic and risk factors among participants of the National Health and Nutrition Examination Survey 1999-2002. Prev Chronic Dis [serial online] 2005; Disponível em: URL: http://www.cdc.gov/pcd/issues/2005/ aprZ04_0131.htm Volume 2: No. 2, abril de 2005.

34. Vijay V, Narasimha DVL, Seena R, Snehalatha C et al.Clinical profile of diabetic foot infections in south India - a retrospective study. *Diabetic Medicine* 2000;17:215- 218.

35. Mohan V, Shanthirani CS, Deepa R. Glucose intolerance (diabetes and IGT) in a selected South Indian population with special reference to family history, obesity and lifestyle factors - the Chennai Urban Population Study (CUPS 14). *J Assoc Physicians India* 2003;51:771-7.

36. Arora V., Malik J.S, Khanna P., Goyal N et al. Prevalence of Diabetes in urban Haryana.

AMJ 2010, 3,8,488-494.

Apêndice

Formulário de consentimento informado

Título do estudo: Um estudo epidemiológico sobre a diabetes mellitus numa comunidade de bairros de lata de Calcutá.

Saudações,

Sabem que a doença Diabetes mellitus é um problema no nosso Estado e no nosso país. Chamo-me Dr. Indranil Acharyya Chaudhuri e estou a frequentar um curso denominado MPH (Epidemiologia) no Instituto de Higiene e Saúde Pública de toda a Índia, em Calcutá. Vou tentar estimar o peso da doença Diabetes mellitus na sua área, juntamente com os factores de risco associados a esta doença em indivíduos ≥35 anos. A vossa resposta ajudar-me-á a identificar o problema e, assim, poderei sugerir-vos uma melhor gestão desta doença.

Para conhecer a estimativa do peso da doença Diabetes mellitus na sua zona, bem como os factores de risco associados a esta doença, tenho de lhe fazer perguntas sobre questões sócio-demográficas e relacionadas com o tratamento, bem como sobre os seus conhecimentos, atitudes e práticas em relação a este problema de doença e, se necessário, posso sugerir a realização de um exame de sangue. Assim, entre e, farei as seguintes perguntas
perguntas aos indivíduos elegíveis e farei algumas medições nos agregados familiares selecionados. Gostaria de fazer estas perguntas de forma confidencial. A resposta a estas perguntas deve demorar cerca de 15 minutos. A participação neste estudo é voluntária. Pode optar por não participar. Pode optar por não responder a uma pergunta específica. Também pode deixar de responder a estas perguntas em qualquer altura, sem ter de apresentar um motivo. Isto não afectará o seu direito a cuidados de saúde. No entanto, a participação na investigação pode beneficiar a comunidade, uma vez que nos ajudará a compreender o problema.

As informações que recolherei neste inquérito serão totalmente confidenciais. Não escreverei o seu nome neste formulário. Apenas utilizarei um código, se necessário. A chave para este código estará apenas com o investigador principal. Será guardada a sete chaves. Será destruída após a conclusão da análise.

Se desejar obter mais informações sobre este inquérito antes de participar, pode colocar-me todas as perguntas que desejar. Pode também contactar-me, Dr. Indranil Acharyya Chaudhuri, MOTR, Swasthya Bhawan, MPH, (Epidemiologia), The All India Institute of Hygiene and Public Health, Kolkata, através do número de telefone 9674618676.

Recebi informações suficientes sobre o projeto, tive oportunidade de fazer perguntas e estas foram respondidas de forma satisfatória. Consinto voluntariamente nesta avaliação e compreendo que tenho o direito de me retirar em qualquer altura sem qualquer consequência para o tipo de cuidados médicos que recebo.

AssinaturaData : *(Consentimento e assinatura deve ser recolhido junto de um dos pais/tutor no caso de menores)*

Horário

Título do estudo: Um estudo epidemiológico sobre a diabetes mellitus numa comunidade de bairros de lata de Calcutá.

Introdução à entrevista:

Namaskar, O meu nome é Dr. Indranil Acharyya Chaudhuri e vim do Instituto de Higiene e Saúde Pública de Calcutá para realizar um inquérito sobre a diabetes mellitus na comunidade do bairro de lata urbano de Chetla. Vou fazer-lhe algumas perguntas sobre este assunto para obter informações e posso pedir-lhe que faça alguns testes, se necessário.

Se tiver a amabilidade de dar o seu consentimento para a entrevista, prometo que todas estas informações serão mantidas confidenciais e que serão utilizadas apenas para fins de investigação.

Se se sentir desconfortável durante esta entrevista, pode também desistir do processo.

A. Informações de base:

1. Nome:

2. Idade:

3. Sexo: Masculino/feminino (Código: Masculino=1, Feminino=2)

4. Religião: Hindu/Muçulmana/Cristã/Outras (Código: Hindu=1, Muçulmana=2, Cristã=3, Outras=4)

5. Casta: SC/ST/OBC/General

(Código: SC=1, ST=2, OBC=3, Geral=4)

6. Habilitações académicas: Analfabeto/Primário/Médio/Secundário/Secundário Superior/Graduação

(Código: Analfabeto=1, Primário=2, Médio=3, Secundário=4, Secundário Superior=5, ≥ Graduado=6)

7. Estado civil: Casado/ solteiro/ divorciado ou separado/ viúvo

(Código: casado=l, solteiro=2, divorciado ou separado=3, viúvo/viúva =4)

8. Profissão: Empregado/desempregado (Código: Empregado=l, Desempregado=2)

9. Rendimento familiar mensal em Rs. (per capita): <480/480-959/960-1599/1600- 3199/≥3200 (Código: <480=1, 480-959=2, 960-1599=3, 1600-3199=4, ≥3200=5)

B. Consumo de tabaco:

1. Utiliza atualmente algum produto do tabaco? Sim/Não (Código: Sim=1, Não=2)

2. Em caso afirmativo, quantos:

(a) Cigarros/Bidis que fuma todos os dias? <10/10-20/>20 (Código: <10=1,10- 20=2, >20=3)

(b) Quantas vezes usas a ghutka todos os dias? <2/2-5/>5 (Código: <2=1, 2-5=2, >5=3)

(c) Quantas vezes mastiga tabaco todos os dias? <2/2-5/>5 (Código: <2=1, 2- 5=2, >5=3)

3. Em caso negativo, alguma vez consumiu tabaco sob qualquer forma? Sim/Não (Código: Sim=1,Não=2)

4. Em caso afirmativo, em média, quantas:

(a) Fumava cigarros/Bidis todos os dias? <10/10-20/>20 (Código: <10=1,10- 20=2, >20=3)

(b) Quantas vezes usaste a ghutka todos os dias? <2/2-5/>5 (Código: <2=1, 2-5=2, >5=3)

(c) Quantas vezes mascou tabaco todos os dias? <2/2-5/>5 (Código: <2=1, 2- 5=2, >5=3)

(d) Há quanto tempo deixou de consumir tabaco, sob qualquer forma?

5. Que idade tinha quando começou a consumir qualquer produto do tabaco?

6. Quando é que deixou de consumir qualquer produto do tabaco?

C. Consumo de álcool:

1. Consome atualmente algum produto alcoólico? Sim/Não (Código: Sim=1, Não=2)

2. Se sim:

(a) Qual é a frequência do consumo? Diariamente/>2dias por semana/2-3 dias por mês/Ocasionalmente (Código: Diariamente=l, >2 dias por semana=2, 2-3 dias por mês=3, Ocasionalmente=4)

(b) Qual é a quantidade numa sessão? <60 ml/60-120ml/>120ml (Código: <60ml=l, >2 60-120ml=2, >120ml=3)

3. Em caso negativo, alguma vez consumiu um produto alcoólico? Sim/Não (Código: Sim=l, Não=2)

4. Se sim, qual era a frequência de consumo? Diariamente/>2dias por semana/2-3 dias por mês/Ocasionalmente (Código: Diariamente=l, >2 dias por semana=2, 2-3 dias por mês=3, Ocasionalmente=4)

5. Que idade tinha quando começou a consumir álcool?

6. Quando é que deixou de consumir álcool?

D. Atividade física:

1. Qual é a natureza do seu trabalho? Código:

(a) Quase/extremamente sedentário Quase/extremamente sedentário=l

(b) Algumas deslocações em pé Algumas deslocações em pé=2

(c) Maioritariamente de pé Maioritariamente de pé=3

(d) Principalmente em movimento

/andar Principalmente deslocação /andar=4

(e) Trabalho físico pesado Trabalho físico pesado=5

2. Qual é o tipo de atividade física que pratica? Ligeira/Moderada/Pesada (Código: Ligeira=l, Moderada=2, Pesada=3)

3. Quanto tempo gasta na deslocação para o seu local de trabalho e no regresso a casa? <30 minutos/30-59 minutos/60-l20 minutos/ >l20 minutos (Código: <30 minutos=l, 30-59 minutos=2, 60-l20 minutos=3, >l20 minutos=4)

4. Pratica algum exercício não relacionado com o seu trabalho? Sim/Não (Código: Sim=l, Não=2)

5. Pratica "Ioga"? Sim/Não (Código: Sim=l, Não=2)

E. Dieta:

1. Quais dos seguintes géneros alimentícios consome regularmente? (regularmente = pelo menos uma vez ou mais por semana)

(a) Cereais

(b) Impulsos

(c) Produtos hortícolas

(d) Carne/peixe/frango/ovos

(e) Leite

(f) Açúcar

(g) Óleo

2. Com que frequência consome fruta? Diariamente/2-3 dias por semana/Ocasionalmente/Nunca (Código: Diariamente=1, 2-3 dias por semana=2, Ocasionalmente=3, Nunca=4)

3. Consome comida rápida/altamente calórica/lixo? Sim/Não (Código: Sim=1, Não=2)

4. Em caso afirmativo, com que frequência consome fast food/altas calorias/junk food? Diariamente/ 2-3 dias por semana/Ocasionalmente (Código: Diariamente=1, 2-3 dias por

semana=2, Ocasionalmente=3)

5. Em caso negativo, alguma vez consumiu comida rápida/altamente calórica/lixo? Sim/Não (Código: Sim=1,Não=2)

6. Em caso afirmativo, com que frequência consome fast food/altas calorias/junk food? Diariamente/ 2-3 dias por semana/Ocasionalmente (Código: Diariamente=1, 2-3 dias por semana=2,Ocasionalmente=3)

7. Que idade tinha quando começou a consumir fast food/altas calorias/junk food?

8. Quando é que deixou de consumir fast food/altas calorias/junk food?

9. Qual é o principal tipo de óleo utilizado em sua casa para cozinhar?

(a) Óleo de mostarda

(b) Óleo de girassol

(c) Óleo de soja

(d) Óleo de coco

10. Quais dos seguintes produtos alimentares consome regularmente? (regularmente = pelo menos uma vez ou mais por semana) a) Manteiga

(b) Ghee puro

(c) Banaspati

(d) Ovo

(e) Doces

F. Questões relacionadas com a saúde:

1. Já teve alguma das seguintes doenças? Sim/Não/Não sabe (Código: Sim=l,Não=2, Não sabe=3)

(a) Diabetes mellitus (açúcar elevado no sangue)

(b) Hipercolesterolemia (colesterol elevado no sangue)

(c) Hipertensão (tensão arterial elevada)

(d) Doença isquémica do coração (Angina)

(e) Acidente vascular cerebral (Acidente vascular cerebral/Ataque paralítico)

2. Alguém da sua família (parente em relação de sangue) sofreu de alguma das seguintes doenças? Sim/Não/Não sabe (Código: Sim=1, Não=2, Não sabe=3)

(a) Diabetes mellitus (açúcar elevado no sangue)

(b) Hipercolesterolemia (colesterol elevado no sangue)

(c) Hipertensão (tensão arterial elevada)

(d) Doença isquémica do coração (Angina)

(e) Acidente vascular cerebral (Acidente vascular cerebral/Ataque paralítico)

3. Tratamento da diabetes mellitus:

(a) Já sofre de Diabetes mellitus (açúcar elevado no sangue)? Sim/Não (Código: Sim=1,Não=2)

(b) Em caso afirmativo:

> Que idade tinha quando lhe foi diagnosticada a doença?

> Há quanto tempo sofre da doença? Meses/anos (Código: Meses=1, Anos=2)

> Está a tomar alguma medicação para a sua Diabetes mellitus? Sim/Não (Código: Sim=l, Não=2)

G. Medição antropométrica:

1. Altura em cm. (3 leituras) (a) (b) (c) Média=

2. Peso em kg. (3 leituras) a) b) c) Média=

3. Circunferência da cintura em cm.(3 leituras) (a) (b) (c) Média=

4. Circunferência da anca em cm.(3 leituras) (a) (b) (c) Média=

5. Cálculo do índice de massa corporal (IMC):

6. Cálculo do rácio cintura/quadril (RCQ):

H. Medição da tensão arterial:

1. Pressão sistólica em mm Hg. (3 leituras) (a) (b) (c) Média=

2. Pressão diastólica em mm Hg. (3 leituras) (a) (b) (c) Média=

I. Relatório de Exame de sangue:

1. Açúcar no sangue em jejum - mg/dl

2. Colesterol total - mg/dl

J. Perguntas relativas ao conhecimento sobre a Diabetes mellitus: (Qualquer indivíduo da população em estudo que possa responder a pelo menos duas das seis perguntas seguintes será considerado como "conhecedor" da Diabetes mellitus neste estudo)

1. Sabe que sofre de Diabetes mellitus? Sim/Não (Código: Sim=l,Não=2)

2. Tem algum outro problema de saúde associado à Diabetes mellitus? Sim/Não (Código: Sim=l,Não=2)

3. Sabe que os antecedentes familiares de Diabetes mellitus (níveis elevados de açúcar no sangue) aumentam o risco de ocorrência de Diabetes mellitus em si? Sim/Não (Código: Sim=l,Não=2)

4. Qual é a sua ideia sobre qualquer coisa que possa aumentar a probabilidade de ocorrência de Diabetes mellitus (açúcar elevado no sangue)?

5. Qual é a sua ideia sobre as complicações da Diabetes mellitus (açúcar elevado no sangue)?

6. Qual é a sua ideia sobre o controlo da diabetes mellitus (açúcar elevado no sangue)?

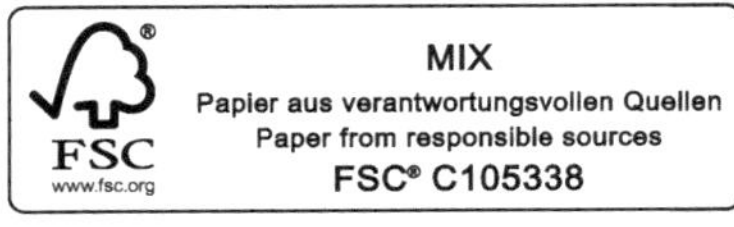

Printed by Books on Demand GmbH, Norderstedt / Germany